JAAP HUIBERS

MANN SEIN …
MANN BLEIBEN

mit Kräutern und richtiger Ernährung
– Ein Ratgeber –

AURUM VERLAG
FREIBURG IM BREISGAU

Der Titel der bei Uitgeverij Ankh-Hermes bv, Deventer, erschienenen holländischen Originalausgabe lautet:
MAN ZIJN . . EN BLIJVEN
met kruiden en voeding.
Die deutsche Übersetzung besorgte ruth-elisabeth.

CIP-Kurztitelaufnahme der Deutschen Bibliothek
Huibers, Jaap:
Mann sein . . . Mann bleiben
mit Kräutern und richtiger Ernährung:
e. Ratgeber/Jaap Huibers.
[Die dt. Übers. besorgte Ruth-Elisabeth]. –
Freiburg im Breisgau: Aurum-Verlag, 1983.
Einheitssacht.: Mann zijn . . . en blijven
met kruiden en voeding ‹dt.›
ISBN 3-591-08172-8

1983
ISBN 3 591 08172 8

Gesamtherstellung:
Landsberger Verlagsanstalt Martin Neumeyer.
Printed in Germany.

Inhalt

Einleitung

Mehr denn je rächen sich jetzt die zurückliegenden Jahrhunderte und Aberjahrhunderte der »Männerherrschaft«. Viele Männer sind total überfordert. Da ich selbst dem männlichen Geschlecht angehöre, bringt mich diese Feststellung möglicherweise ein wenig ins Zwielicht. Aber ich bin zutiefst davon überzeugt, daß es ein Großteil der Männer von heute besonders schwer hat. Durch meine Tätigkeit als Phytotherapeut erfahre ich das immer wieder. Die Beschwerden der Männer unterscheiden sich grundsätzlich von denen der Frauen. Ich meine damit nicht einmal so sehr, daß es auf der einen Seite Prostataleiden sind und auf der anderen Erkrankungen der Gebärmutter. Das wird es sicher geben, solange die Menschheit existiert. Nein, ich meine es in einem tieferen, essentielleren Sinne. Die Welt des Mannes ist oft so kalt, hart und rücksichtslos. Viele Frauen suchen heute nach Möglichkeiten, sich in diesen erbarmungslosen gesellschaftlichen Prozeß einzugliedern. Ich möchte die Notwendigkeit der männlichen Vorherrschaft in Frage stellen. Mehr noch in Frage stellen möchte ich allerdings das Streben vieler Frauen, sich in dieses aufreibende Sozialgefüge einzuschalten. Meiner Ansicht nach vollzieht sich derzeit bezüglich der gesellschaftlichen Funktionen eine Lösung des althergebrachten Mann-Frau-Verhältnisses. Es ist nichts dagegen einzuwenden, daß die Frau unter allen Umständen ein Recht haben soll, sich selbst zu verwirklichen und ihre Fähigkeiten zu entfalten. Aber häufig ist es doch der Mann, der im gesellschaftlichen Dschungel unserer Zeit die Existenzgrundlage der Familie zu sichern hat. Der Mann ist – wie man es auch drehen und wenden mag – in stärkerem Maße Spannungen und Streß-Situationen ausgesetzt als die Frau.

Die Frau von heute will voll beteiligt sein. Das ist an sich recht lobenswert. Je mehr Kreativität, desto besser. Wenn die Frau aber nach entsprechender Vorbildung eine Aufgabe übernimmt, muß man ihr auch die volle Verantwortung zubilligen, was noch nicht immer der Fall ist. Das äußert sich auch in den Krankheitsstatistiken: Frauen leiden danach nicht so häufig an Herz- und Kreislauferkrankungen wie Männer. Gegenwärtig scheint die körperlich-gesellschaftliche Vollwertigkeit zugunsten der Frau zu tendieren. Glücklicherweise gibt es auch Fälle, in denen Mann und Frau gleichermaßen die Verantwortung einschließlich aller Folgeerscheinungen tragen und akzeptieren. Dann ist das gesellschaftsbezogene Wirken der Frau eine echte Bereicherung des Zusammenlebens, sofern . . . (und das muß ich hier ausdrücklich betonen) sofern sie keine Vorteile aus der Tatsache zieht, daß sie eine Frau ist. Die berufstätige Frau kann nämlich mit Raffinesse von ihrer Weiblichkeit profitieren. Erinnert sei in diesem Zusammenhang nur an das weltweite Netz der Spionageaktivitäten, in dem immer wieder (schöne) Frauen in Schlüsselpositionen gelangen. Eine richtige Evastochter hat eben ein gewisses Etwas, dem ein richtiger Mann nicht immer gewachsen ist. Kurzum, die Mann-Frau-Beziehungen sind manchmal ziemlich »schief«.
In diesem Büchlein will ich vor allem über typische Männerkrankheiten sprechen, über Folgeerscheinungen einer veränderten Gesellschaftsstruktur.
Männerkrankheiten beschränken sich nicht etwa auf Impotenz und Prostatahypertrophie. Bewahre! Denken Sie nur einmal an die schon fast sprichwörtliche Launenhaftigkeit berufstätiger Männer, die das ganze Familienleben zerrütten kann. Insofern wird dieses Büchlein vielleicht sogar mehr für Frauen geschrieben als für Männer.
Eins ist hier, glaube ich, noch besonders wichtig: Solange der Fortbestand der Menschheit noch nicht mittels Reagenzglas gewährleistet wird, wird der Mann stets ein Raubtier bleiben und die Frau so etwas wie . . . ach nein, dachten Sie wirklich, ich würde schreiben »seine Beute«? Den Gefallen tue ich Ihnen bestimmt nicht, denn ich will nicht Gefahr laufen,

kurz nach Erscheinen dieses Büchleins von den Frauen zerfleischt zu werden, die oft noch ärgere Bestien als die Männer sein können. Der Selbsterhaltungstrieb mahnt mich zur Vorsicht.
Es ist schon etwas recht Merkwürdiges mit uns Gottesgeschöpfen: Wo Friede herrschen könnte, trachtet einer dem anderen nach dem Leben; wo Harmonie sein könnte, wird Streit gesucht; wo Mann und Frau Kinder zum Leben erwecken könnten, sind gerade sie es, die sich der Geschlechtsunterschiede noch nicht bewußt zu sein scheinen und sich zwischen den elterlichen Frustrationen zurechtfinden müssen. Es kommt halt darauf an, welchen Preis man bezahlen will.
Der Mann hat es heute schwerer denn je zuvor. Lassen Sie uns diese Einleitung negativ abschließen: So, wie es war, konnte es nicht weitergehen. Daran sind die Männer selbst schuld. Und so, wie es heute ist, kann es auch nicht weitergehen. Überlegt euch gut, ihr Frauen, was ihr alles durcheinanderbringt. Wie es einmal werden soll, kann einem nur vage vorschweben. Männer und Frauen, versucht euch wieder aufrichtig zugetan zu sein! Aber was heißt schon zugetan sein? Gott weiß es.

1. Der Mann und seine körperlichen Beschwerden

Naturgemäß kommen in diesem Kapitel männertypische Probleme zur Sprache. Es geht dabei um Beschwerden, die mit den männlichen Geschlechtsorganen zusammenhängen, mit der Prostata beispielsweise oder den Hoden. Es gibt freilich auch anderes zu beachten. Die Statisktik zeigt deutlich, daß manche Krankheiten häufiger bei Männern auftreten als bei Frauen. Ich denke hier besonders an die Herz- und Kreislaufbeschwerden und den damit in Zusammenhang stehenden Blutdruck. Ferner will ich mich ausführlich mit den bei Männern oft auftretenden Magenleiden befassen.
Man kann also sagen, daß der Schwerpunkt der männertypischen Krankheiten bei Geschlechtsorganen, Herz-Kreislauf-System und Magen liegt – was freilich nicht ausschließt, daß Männer nicht auch von anderen Krankheiten befallen werden könnten. Wäre es nur so! Die oben erwähnten Leiden hängen allerdings irgendwie mit der Situation des Mannes zusammen, mit seinem Wesen, mit der typisch männlichen Daseinsform.

Prostataleiden

Probleme mit der Prostata werden ganz allgemein unter dem Begriff »Altmännerkrankheit« zusammengefaßt – eine irreführende Bezeichnung übrigens, da Prostataleiden grundsätzlich nicht an ein bestimmtes Alter gebunden sind. Richtig ist allerdings, daß eine Krankheit, die Prostatahypertrophie – richtiger das Prostataadenom – vornehmlich im fortgeschrittenen Alter auftritt, doch das läßt noch keine Schlüsse auf ihren Charakter zu.
Die Prostata oder Vorsteherdrüse ist ein drüsig-muskulös-bindegewebiges Organ, das den Anfangsteil der männlichen Harnröhre umfaßt und einen Drüsensaft erzeugt, der dem Samen beigemischt wird und die Beweglichkeit der Samenzellen erhöht. Das Sperma besteht also (normalerweise) größtenteils aus Prostatasekret und im übrigen aus Samenzellen.
Häufig stellt man eine Schwellung der Prostata fest; genau genommen handelt es sich dabei jedoch um eine Vergrößerung, die zu einem Druck auf die Harnblase und Erschwerung des Harnlassens bis hin zum totalen Blasenverschluß führen kann.
Prostatahypertrophie ist recht unangenehm; ein chirurgischer Eingriff muß unbedingt durchgeführt werden, denn wenn es zu einem völligen Verschluß der Blase kommt, wird die Situation des Patienten kritisch. Es gibt zwei Operationsmöglichkeiten. Entweder die Bauchhöhle wird geöffnet und die Prostata ganz bzw. teilweise entfernt. Oder man führt (durch den Penis) mit scharfem Messer eine transurethrale Resektion durch.
Erste Anzeichen eines Prostataadenoms sind Vergrößerung der Vorsteherdrüse, (oft recht schmerzhafte) Harnentleerung mit dünnem, schwachem Strahl, gelegentlich Harnträufeln.
Welches sind nun die Hintergründe einer Prostatavergrößerung? Handelt es sich dabei um einen mehr oder minder zufälligen Prozeß? Oder spielt der Charaktertyp dabei eine Rolle? Letzteres ist meiner Ansicht nach der Fall.
Sehen wir uns die Funktion der Vorsteherdrüse doch einmal genauer an. Sie sorgt dafür, daß der Samen

»belebt« wird. Mit anderen Worten: Der Drüsensaft fördert die Beweglichkeit der Samenzellen. Man könnte ihn gewissermaßen mit einem Medium – beispielsweise Wasser – vergleichen. Es gibt Bakterien, die bei herrschender Trockenheit harmlos sind. Sobald aber Wasser (Feuchtigkeit) dazutritt, werden sie sozusagen »zum Leben erweckt«, d. h. aktiviert. In diesem Fall ist Wasser nicht die Ursache, sondern das Medium. Oder denken wir an das Einfetten eines Backblechs: Ohne Fett gerät der Kuchen nicht zu einem appetitlichen Ganzen, d. h. er hängt an, mißrät also. Mit Fett »flutscht« die Sache. Beide Medien – hier Wasser, da Fett – müssen gewisse Voraussetzungen erfüllen. Ist das Wasser zu kalt oder zu heiß, so können die Bakterien nicht darin leben. Ist das Fett zu kalt oder zu heiß, so hat das für den Kuchen unliebsame Folgen.

Der Drüsensaft der Prostata kann auch nur unter ganz bestimmten Voraussetzungen seine samenbeschleunigende Funktion erfüllen. Wir wissen, daß der menschliche Samen im Grunde außerhalb des Körpers gespeichert wird. Ich will damit zum Ausdruck bringen, daß sich die Hoden, in denen die Samenzellen gebildet und bewahrt werden, im Hodensack oder Skrotum außerhalb der Bauchhöhle befinden, wo die Temperatur häufig etwas niedriger als die Körpertemperatur ist. Die Prostataflüssigkeit sorgt dann dafür, daß die empfindlichen Spermien genau zum rechten Zeitpunkt richtig temperiert werden.

Die Prostata ist also im Grunde ein Organ, das für einen ausreichenden Flüssigkeitsanteil und die richtige Temperatur des Spermas sorgt, das also gleichsam dem außerhalb des Körpers gebildeten Samen eine weitere Dimension verleiht.

Die Temperatur hängt mit einem Aspekt des menschlichen Seins zusammen. Früher unterschied man Menschen nach Temperamenten; man teilte die lebende Materie entsprechend den Elementen Feuer, Luft, Wasser und Erde ein. Man wußte, daß diese Elemente im menschlichen Wesen ihren Ausdruck fanden als gelbe Galle, Blut, Phlegma und schwarze Galle.

Das Element Feuer korrespondiert mit der gelben

Galle, bei den Griechen *chol* genannt. Ein Mensch mit reichlich gelber Galle wurde (und wird noch) als Vertreter des cholerischen Temperaments bezeichnet. Der Choleriker gilt als leicht erregbarer Hitzkopf und weist eine etwas erhöhte Körpertemperatur sowie leicht gesteigerten Blutdruck auf; er bevorzugt außerdem Fleisch und ist oft ziemlich ehrgeizig.

Die Prostata steht somit ganz im Zeichen des Feuers, denn sie verleiht dem »kühlen« Samen die nötige Wärme. Insofern kann man sich gut vorstellen, daß ein Choleriker im allgemeinen eine besonders funktionstüchtige Vorsteherdrüse besitzt. Im Grunde nimmt also der Choleriker bei allen »Wärmeprozessen« eine Vorrangstellung ein – und zwar sowohl psychisch (z. B. bei Auseinandersetzungen) als auch physisch (z. B. in puncto Entzündungen).

Wird der Choleriker in seiner »Hitzigkeit« gehemmt, so kommt es im Körper zu Stauungen. Ein echter Choleriker ist kein zärtlicher Liebhaber, sondern ein Energiebündel von Mann, der Kinder zeugen will, ein Mann der Tat. Körperliche Liebe ist bei ihm weniger auf einen gemeinsamen Genuß bedacht, als vielmehr darauf, seinen schier unbezähmbaren Tatendrang zu realisieren. Es liegt auf der Hand, daß der Choleriker einen besonderen Frauentyp braucht, der seiner Triebhaftigkeit entspricht. Nicht jeder Frau ist mit soviel Temperament gedient. Nehmen wir ein konkretes Beispiel: Ein Choleriker hat das Bedürfnis nach Sexualverkehr mit einer Frau. Ihm werden dann die verschiedensten Bilder vorschweben, die kaum mit der Realität des Augenblicks in Einklang zu bringen sind. Er erlebt den Trieb ganz subjektiv, ganz aus seinem Vorstellungsvermögen heraus. Die Frau ist dabei im wahrsten Sinne des Wortes meist die Leidtragende. Ich möchte sogar soweit gehen, zu sagen, daß der Begriff »Lustobjekt« als Konsequenz cholerischer Männlichkeit anzusehen ist.

Aber . . . der Mann ist nicht allein da. Es muß nicht immer alles nach seinem Willen gehen; das ist nicht mehr als recht und billig. Eine Frau ist imstande, Widerstand zu leisten und ihre Persönlichkeit geltend zu machen. Ihre Wünsche können vollkommen von denen des Partners abweichen. In solchen Momenten

geschieht im Körper des cholerischen Mannes etwas Entsetzliches: Er muß dann nämlich seine Leidenschaft zügeln. Die gesellschaftlichen Umgangsformen heischen es, aber sein ganzes Naturell begehrt dagegen auf. Wird es mehr oder weniger zur Regel, daß die Leidenschaftlichkeit gebremst (d.h. die Hitze verhalten) wird, dann kommt es zu einer Prostatavergrößerung. Die Vorsteherdrüse ist zu starker Energieabgabe bereit, wird jedoch daran gehindert. Analog zu ähnlichen Prozessen im menschlichen Körper entstehen da, wo sich Energie nicht entladen kann, verfehlte Materialisationsformen (sprich: Wucherungen).
Wir brauchen nun nicht zu fragen, ob Prostataleiden vom Manne oder von der Frau verursacht werden. Das ist auch ganz unwichtig. Die Situation ist ja zudem von Fall zu Fall verschieden. Man kann einem Choleriker nur raten, seiner Triebhaftigkeit nicht um jeden Preis nachzugeben. Es mag ihm schwerfallen, aber er muß lernen, daß der Geschlechtsakt – auch wenn er vielleicht die göttlichste Handlung des Menschen überhaupt ist – nicht die einzige Möglichkeit bietet, der Umgebung den eigenen Persönlichkeitsstempel aufzudrücken. Viele Prostataleiden ließen sich vermeiden, wenn die Betroffenen rechtzeitig eingesehen hätten, daß es zahlreiche Wege zur Selbstverwirklichung gibt.
Häufig treten Prostataleiden bei solchen Männern auf, die keine andere Gelegenheit hatten, ihrer Kreativität Ausdruck zu verleihen. Mit anderen Worten: Ein Prostataleiden ist die körperliche Äußerungsform eines gehemmten schöpferischen Impulses. Solche nicht zum Ausdruck gekommenen Kreativitätsbestrebungen können unter Umständen zu einer gewissen Erstarrung führen.
Vielfach sehen wir, daß Männer mit Prostatabeschwerden sich in ihren individuellen Gleisen festgefahren haben. Sie beharren unbeirrbar, fast krampfhaft, auf einmal gefaßten Ansichten. Ihr gesamtes Ich klammert sich schließlich an einige wenige Anhaltspunkte wie an liebgewordene Hobbies. Anläßlich eines Geburtstages, einer Betriebsfeier oder eines Familientreffens wird es allen offenkundig: Ach ja, der gute Karl – ob es um Kirchenfragen geht, um die

Wirtschaft oder um das Setzen von Tulpenzwiebeln, überall muß er seinen Senf dazugeben. Solche Typen sind geradezu für ein Prostataadenom prädestiniert. Prostataleiden sind vergleichbar mit den Qualen, die dadurch ausgelöst werden, daß die Betreffenden sich (ihr Ich) verkannt wähnen oder tatsächlich verkannt werden. Sie wählen übrigens auch nicht selten den Weg der Selbstbefriedigung, der ihrer Phantasie Spielraum läßt, sich das vorzustellen, was sie am stärksten beschäftigt. Manchmal glaube ich, daß Prostataleiden in anderen Kulturen, die Vielweiberei zulassen, weniger auftreten als bei uns. Das Schöpfungsprinzip hat dabei mehrere Gestaltungsmöglichkeiten (und das nicht einmal zum Nachteil der Frauen).

Wir sollten uns stets vor Augen halten, daß der Mann Initiator des Schöpfungsprinzips ist und die Frau über die Gestaltungskraft verfügt. Gerade unsere veränderte Gesellschaftsstruktur kann der Grund dafür sein, daß vielen Frauen mit derartigen Aktivitäten heute weniger denn je gedient ist.

Jedes Ding hat verschiedene Seiten. Also stelle ich nur fest, plädiere weder dafür noch dagegen. Aber ich versuche, die Vorgänge um diesen »männlichen Erwärmer«, um die Prostata, mit den Augen des *Natur*geschöpfes Mann zu sehen. Ob das Naturgeschöpf Mann noch mit dem Kulturgeschöpf Mann übereinstimmt, ist Sache eines jeden einzelnen.

Die Behandlung eines Prostataleidens besteht nicht im Abwarten, auch nicht ausschließlich in einem operativen Eingriff oder in passivem Widerstand. Wirkliche Therapie besteht in der Bewußtwerdung der eigenen Wesensart. Gestalten und verwirklichen Sie die Sie bewegenden Impulse, wie emotionell sie auch sein mögen. Denn die Anpassung an Konventionen, an das also, was *man* für schicklich hält oder was *man* tun soll, steht für den Mann häufig in direktem Zusammenhang mit dem Prostataadenom. Damit ist freilich nicht gesagt, daß jede Wahrnehmung von Umgangsformen zwangsläufig zu einem Prostataleiden führt. Gewisse gesellschaftliche Rücksichtnahmen sind natürlich unerläßlich. Wenn jedoch Zwänge im Widerspruch zum Naturell stehen, wenn

sie »Glut« und Kreativität zu stark belasten, dann kann dem Mann eines Tages seine Prostata zu schaffen machen.
Eine vergrößerte Vorsteherdrüse ist Symbol für ein »geschwollenes« Vorstellungsvermögen. Linderung oder Heilung kann man mit Hilfe bestimmter Kräuter oder homöopathischer Mittel zu erwirken versuchen. Wichtig aber ist immer die Beachtung und Gestaltung von Sehnsüchten und Wunschträumen.

Hodenentzündung

Auch dieses Leiden ist nicht rein körperlich zu sehen, sondern spielt ins Seelen- und Gefühlsleben hinein. Ähnlich wie beim Prostataadenom geht es auch hier um die Häufung von Emotionen und Trieben. Überwiegen bei der Prostatahypertrophie die Stauungen innerer emotionaler und bildhafter Vorstellungen, so spielt bei der Hodenentzündung vor allem die Unterdrückung des Sexualtriebes eine Rolle. Hodenentzündung (Orchitis) ist eine Begleiterscheinung der Mumps genannten Kinderkrankheit. Mumps (oder Ziegenpeter) ist eine Entzündung der Ohrspeicheldrüse (Parotis). Jede Kinderkrankheit hat einen tieferen Sinn. Leider hat der moderne Mensch das vergessen und sieht Krankheiten dieser Art nur als lästiges Übel an. Der Mumps nun soll die Ohrspeicheldrüse *durchwärmen* (Entzündungsprozeß). Jede Entzündung aber wirkt sich reinigend auf das betroffene Organ aus.

Wir müssen uns freilich fragen, welcher tiefere Sinn in der Parotis liegt. Nun, in dieser Drüse ist das Begierdevermögen ansässig. Damit kommt schon zum Ausdruck, daß die Ohrspeicheldrüse weitgehend das (kreative) Triebleben beeinflußt. Weshalb aber ist der Mumps (Parotitis) für eine gute Entwicklung des Trieblebens so wichtig? Dazu muß man sich einmal klarmachen, daß der Mensch in einem stofflichen Leib zur Welt kommt und mit einer »Urerfahrung« ausgestattet ist. Das heißt, alle Organe und Körperteile, die noch nicht zu seiner geistigen Welt gehören, weisen ererbte Charakteristika auf.
Des Menschen Geist tritt also gleichsam in einem von den Vorfahren »entliehenen« Leib in das irdische Leben ein. Nun ist es denkbar, daß eines Menschen individueller Geist (hier der des Neugeborenen) ganz andere Merkmale aufweist als die geistigen Merkmale der Vorfahren (z. B. der Eltern). Der Geist trifft also auf einen stofflichen Leib, der ihm möglicherweise noch etwas angeglichen werden muß; man könnte in diesem Zusammenhang auch von »Umbau« sprechen. Ein solcher Umbau vollzieht sich in der Regel wäh-

rend der ersten sieben Lebensjahre eines Menschen. Alle Kinderkrankheiten sind aus diesem Blickwinkel zu sehen. Dem Fieber kommt dabei, wie gesagt, eine Läuterungs- bzw. Reinigungsfunktion zu. Wenn es in unserer frühen Jugend nicht zum »Umbau« des kleinen, aber für die Gestaltungskraft des Sexualtriebes so wichtigen Organs kommt, so kann das verschiedene Ursachen haben.

Entweder die Geistesbeschaffenheit ist so, daß sich ein »Umbau« erübrigt. Eine Krankheit wäre dann sinnlos und befällt den Betreffenden auch nicht. Die Geistesverfassung stimmt in diesem Fall mit den ererbten Charakteristika überein. Oder es kann sein, daß kein Mumps ausbricht, weil eventuelle Unterschiede durch die Erziehung mehr oder weniger verdrängt oder unterdrückt werden. Die Lebensumstände verwischen dann sozusagen die tatsächliche Beschaffenheit von Körper und Geist. Im fortgeschrittenen Alter bricht dann allerdings meist doch noch der Mumps aus. Wird sich ein Mann seiner sexuellen Wünsche und Triebe bewußt, so kann es sehr wohl noch zu einem »Kurzschluß« zwischen geistiger Anlage und Prostata kommen.

Es ist nur allzu einleuchtend, daß Mumps beim erwachsenen Manne zu Komplikationen führt. Ein Kind ist sich seiner sexuellen Wünsche und Triebe noch nicht bewußt. Beim gereiften Manne ist das anders. Spannungen auf sexuellem Gebiet können dann beim Erwachsenen, der in seiner Kindheit keinen Mumps durchgemacht hat, zu einer Ohrspeicheldrüsenentzündung führen.

Daß die körperlichen Gestalter sexueller Triebe (die Hoden) an solchen Prozessen beteiligt sind, liegt meines Erachtens auf der Hand. Bedauerlicherweise führt eine Hoden- bzw. Nebenhodenentzündung oft zu bleibender Unfruchtbarkeit. Man kann diese als Protest des Körpers gegen langfristige Disharmonien zwischen Sexualtrieb und der damit zusammenhängenden Tatkraft ansehen. Heutzutage erblicken darin sicher nur wenige eine negative Begleiterscheinung. Viele fassen sie wahrscheinlich als natürliche – und somit kostenfreie – Sterilisation auf.

Bei einer Hoden- bzw. Nebenhodenentzündung ist

es sicher sinnvoll, einmal über die Frage nachzudenken, inwieweit es im Triebleben zu Spannungen gekommen ist.

Herz- und Kreislaufkrankheiten

Obgleich auch Frauen von diesen Leiden heimgesucht werden, entwickeln sie sich doch heutzutage wohl mehr und mehr zu typischen Männerkrankheiten. Um das Wie und Warum der Herz- und Kreislauferkrankungen durchleuchten zu können, müssen wir uns mit einer kurzen Betrachtung des Menschseins im Sinne Rudolf Steiners befassen. Er nimmt eine Dreigliederung des Menschen vor und unterscheidet dabei:

1. Das Nerven-Sinnes-System

Das Nerven-Sinnes-System mit seinem Zentrum, dem Gehirn, ist im Kopf lokalisiert (oberer Pol des Menschen). Mit den Sinneswerkzeugen erfassen wir die verschiedensten Reize, nehmen also mittels der Sinnesorgane einen tatsächlichen realisier- und beweisbaren Kontakt mit unserer Umwelt auf. Die Nervenfasern dienen gewissermaßen als Transportweg (Reizleitung), und die Gehirnzellen verarbeiten die Wahrnehmungen und registrieren sie teilweise auch.

Bedenken Sie dabei, daß der Kopf derjenige Körperteil ist, der am stärksten mit dem Mineralreich korrespondiert. Der Schädel besteht überwiegend aus Knochensubstanz, und das Nervengewebe verfügt über so wenig Regenerationsvermögen, daß sich Nervenzellen nicht erneuern (nachwachsen) können; Nervengewebe ist demnach so gut wie tot. Der Tod ist ein Phänomen, durch welches organische Prozesse wieder zu anorganischen werden. Der Tod läßt den Leib des Menschen erneut zu Erde werden, zu absoluter Stofflichkeit.

Absolute Stofflichkeit der Dinge begegnet uns im Leben in allem, was unanfechtbar, was meß- und beweisbar ist. Alles, was mir mit unserem Kopf ausklügeln, trägt den Stempel der Authentizität, weil es meß- und beweisbar ist.

2. *Das rhythmische System*

Hierzu gehören Lunge, Herz, Magen-Darm-Trakt und Nieren – Organe also, die einer gewissen Rhythmik unterliegen, die sozusagen in einen Kreislauf einbezogen sind. Durch die Lungen wird dem Körper kosmische Energie (Luft) zugefügt und deren Abbauprodukt ausgeschieden. Das Herz verbindet zwei Energiezentren, den kleinen und großen Blutkreislauf. Und mittels Magen-Darm-Trakt wird dem Körper stoffliche Energie (Nahrung) zugeführt, Schlackstoffe werden ausgeschieden. Die Nieren haben in noch stärkerem Maße die Funktion, Schadstoffe (Rückstände stofflicher Energie) mittels Wasser auszuschwemmen. Alles ist hier also in Bewegung.

3. *Das Stoffwechsel-Gliedmaßen-System (einschließlich der Geschlechtsorgane)*

Dies ist gleichsam der untere Pol des Menschen. Hier ist er am göttlichsten und zugleich am verwundbarsten. Hier spielt sich die ausgeprägteste Form des Stoffwechsels ab, die Fortpflanzung. Zu diesem System zählen auch Leber und Milz, wo das Regenerationsvermögen ansässig ist. Alles hier steht im Zeichen von Aufbau und Leben. Auch Unbewußtes ist hier lokalisiert; während des Schlafes arbeitet der untere Pol gleichsam auf Hochtouren.

Kehren wir nun zu den Herz- und Kreislauferkrankungen zurück. Wenn der obere Pol des Menschen (also das Nerven-Sinnes-System) zu stark vorherrscht, kommt es zu Verkrampfungen. Die Degenerationsprozesse gewinnen Oberhand. Man könnte es auch so ausdrücken: Der obere Pol des menschlichen Seins entspricht dem, was man schlechthin als *Kultur* bezeichnet, während der untere Pol der *Natur* entspricht. Wir wissen ja, daß die Natur durch einen hier hemmungslosen Regenerationstrieb gekennzeichnet ist. Kultur hingegen ist auf Zerstörung, auf Degeneration ausgerichtet. Der »goldene Mittelweg« ist »die Stimme des Herzens«, die beim Menschen Sinnbild der rhythmischen Mittelregion ist.

Gegenwärtig ist die kulturelle Entwicklung kaum mehr als eine technische Weiterentwicklung. Unsere Kultur ist ein Spiegelbild des technischen Fortschritts. Kühlschrank, Fernseher, Auto, Düsenjet, moderne Kommunikationsmittel usw. – das alles sind letztlich Resultate einer geradezu wahnwitzigen Denkungsart, nämlich der technologischen.
Viele Wissenschaftler spielen wie Kinder mit ihren Milliarden verschlingenden Apparaturen und geben sich dabei erschreckend autoritär und gewichtig. Man ist bemüht, eine technische Errungenschaft nach der anderen zu entwickeln und einen Beweis nach dem anderen zu erbringen. Auf dem Gebiet der Raumfahrt wird das besonders deutlich. Man könnte meinen, es gäbe auf Erden nichts mehr, was sich ergründen ließe, nur außerhalb unseres Himmelskörpers wären noch Forschungskapazitäten frei.
Die Kultur ist zu einem Sinnbild allgemeiner Vernichtung und Zerstörung geworden. Das ist nicht zu pessimistisch gesehen – ganz im Gegenteil. Wer in puncto heutiger Kultur anderer Ansicht ist, betreibt Vogel-Strauß-Politik und gesellt sich zur breiten Masse, die nicht über ihre Bequemlichkeit, ihre Wohlstandsansprüche und die Annehmlichkeiten des modernen Lebens hinaussieht. Dabei ist die Welt, in der wir heute leben, förmlich durchtränkt mit zerstörerischen Kräften. Wir tun ja alles mit dem Kopf. Wir glauben nur an das, was sich belegen und beweisen läßt. Noch können wir das. Aber das dicke Ende wird nicht mehr lange auf sich warten lassen. Denn *eines* vermögen wir nicht zu zerpflücken, technisch aufzubereiten und in Meßdaten festzulegen: Das ist die kosmische Ordnung, der alle Dinge unterworfen sind. Wenn wir unser Leben mit zuviel Energie aus dem einen Bereich vollpfropfen, begehrt der andere zwangsläufig auf. Das Gesetz der Ausgewogenheit ist ein heiliges Gesetz, das nicht ungestraft übertreten wird.
Herz- und Kreislaufbeschwerden sind nicht ausschließlich eine Folge des zu hohen Zigarettenkonsums, des Bewegungsmangels und des zu üppigen Essens; ganz so einfach liegen die Dinge nicht. Herz- und Kreislaufkrankheiten sind vielmehr darauf zu-

rückzuführen, daß wir all unser Tun und Lassen viel zu sehr vom Kopf (als Sinnbild des Mineralischen, des Irdischen) bestimmen lassen. Der Kopf gibt uns die Impulse, unser Leben durch Mineralisierung und Verhärtung zu entwerten. Das wirkt sich auch auf den Körper aus. Es liegt doch auf der Hand, daß die vom Kopf unterdrückten Energien beeinträchtigt werden. Herz und Blutgefäße sind zur Zirkulation, zur Bewegung geschaffen. Der Kopf hingegen tendiert im Grunde zum Stillstand. Mit dem Kopf suchen wir nach Sicherheiten, nach Garantien. Jeder aber weiß doch, daß Garantie und Sicherheit Faktoren des Stillstandes sind. Das ist geregelt. Das muß so bleiben, denn da weiß man, woran man ist, da kann einem nichts mehr passieren.

Ja, so denkt er, der Verstandesmensch unserer Tage! Es ist nur eine Kunst, das dem rhythmischen System des Körpers plausibel zu machen. Solche Versuche scheitern meist kläglich. Das rhythmische System läßt sich kein X für ein U vormachen. Es bleibt sich treu – es sei denn, daß der vom Nerven-Sinnes-System ausgehende Druck zu groß wird, so daß das rhythmische System nachgeben muß. Dann gleicht es sich an . . . es übernimmt gewissermaßen die Merkmale Sicherheit und Starre: Die Blutgefäße werden hart und verlieren ihre Elastizität, der Blutdruck steigt, und das Herz hat es auszubaden.

Ach ja, wir sind abgesichert – von der Wiege bis zum Grabe. Wir wissen, woran wir sind, und wir können uns alles erklären . . . mehr Bewegung, weniger Fett, ein bißchen Jogging, weniger rauchen usw.

Liebe Zeit, denke ich manchmal bei mir, wann wirst du nun wieder Mensch, wirst wieder ein Lebewesen? Wann glaubst du wieder an das, was sich nicht beweisen läßt und uns doch durchwärmt – an die Dinge nämlich, die das Blut schneller fließen lassen? Wann kommt der Mann, der sich tagein, tagaus abrackert, um berufliche Erfolge zu erzielen, endlich zu der Erkenntnis, daß seine gesellschaftliche Stellung, sein Geld, sein Hab und Gut, seine Reputation und was es sonst noch Erstrebenswertes geben mag, ihm niemals das verschaffen, was den Menschen wirklich glücklich macht: Friede des Herzens, der allen Ver-

stand übertrifft? Weshalb sucht der Mann immer wieder aufs neue Selbstverwirklichung? Warum trachtet er, seine Autorität stets dem rational getönten gesellschaftlichen Ansehen zu entlehnen?
Häufig höre ich Männer seufzen: »Früher, als wir jung verheiratet waren, da hatten wir kaum etwas zu beißen; und doch kamen meine Frau und ich besser miteinander aus als jetzt. Ich gäbe viel drum, wenn es wieder so wäre!« Ja, Glück ist ein Kleinod, das es für alles Geld der Welt nicht zu kaufen gibt.
Viele Frauen spielen in diesem auf Verstandesdenken basierenden Zerrüttungsprozeß eine satanische Rolle. Allenthalben hört man von der Emanzipation der Frau. Da wird es meines Erachtens Zeit, daß die Frau allmählich eins erkennt: Wahre Emanzipation ist eigentlich nichts anderes als die Anerkennung des Eigenwertes eines jeden Menschen.
Weshalb lehrt die Frau ihren Mann nicht, daß das Streben nach noch mehr Besitz, einem noch größeren Wagen, einer noch luxuriöseren Villa und ... und ... und, daß dieses Streben ihm im Grunde einen Todesstoß versetzt?
Wachstum ist eine gute Sache, solange es sich in natürlichen Grenzen hält. Wachstum als Auswuchs kultureller Machenschaften hingegen ist tödlich.
Ich möchte jedem Manne ans Herz legen: »Mensch, laß dich nicht hetzen und triezen! Höre auf deine innere Stimme! Laß deinem Herzen und den Gefäßen die nötige Bewegungsfreiheit! Nimm dafür ruhig mit weniger Sicherheiten vorlieb! Bescheide dich ein wenig und lebe dafür um so bewußter!«
Weniger (materielle) Sicherheit führt häufig zu Reibereien um Existenzfragen. Der Existenzkampf ist ein natürlicher Kampf, der den Menschen nicht zugrunde richtet. Anders der Kampf um die materielle Sicherheit. Er ist von der Stagnation geprägt: Alles ist abgesichert, folglich benötigt man nichts mehr.
Erstarren Sie nicht in Geistlosigkeit! Opfern Sie sich nicht der Verhärtung und Mineralisierung! Bleiben Sie im Denken flexibel, bleiben Sie kreativ! Sehen Sie nicht in allem und jedem einen potentiellen Feind, gegen den Sie sich abschirmen müssen!
Unser Kulturschema ist nicht mehr das der Steinzeit,

aber immer noch tobt der Lebenskampf – nur auf eine andere Art und Weise. Wer eine Kultur des Friedens anstrebt, wird körperlich davon profitieren. Harmonie ist nach wie vor ein wertvolleres Gut als ein Konflikt. Was nutzt es uns, anderen stets um eine Nasenlänge voraus zu sein, wenn die erkämpfte Karriere schließlich mit einem Herzinfarkt endet? Was nutzt es uns, wenn wir tagein, tagaus in der Tretmühle des beruflichen Alltags eingespannt sind – kaum mehr als ein fleischgewordener Computer, der sein Programm entsprechend den eingegebenen Informationen erledigt?

Glauben Sie nun nicht, daß ich Ihnen damit ein Patentrezept für ein langes Leben geben will. Über die Lebensdauer läßt sich sagen: Es scheidet kein Mensch vor seiner Zeit dahin. Ich habe diese Betrachtungen lediglich niedergeschrieben, um Sie davon zu überzeugen, daß es außer einer langen Lebenserwartung und blühender Gesundheit auch noch so etwas gibt wie Harmonie und Glück – Glück im Sinne von innerem Frieden. So gesehen ist es durchaus denkbar, daß – allen wissenschaftlichen Lehrmeinungen zum Trotz – auch ein korpulenter Mensch innerlich ausgeglichen ist und ein gesundes Herz hat. Denken Sie einmal über all diese Dinge nach und finden Sie dann den richtigen Weg.

Magenleiden

Magenkranke Männer sind ganz anders geartet als die oben geschilderten potentiellen Herz-Kreislauf-Geschädigten. Der Herzkranke steht vor allem im Zeichen einer rationalen Entwicklung; er strebt Selbstverwirklichung an, und alles, was er tut und treibt, geschieht letztlich zur Glorifizierung des Ich. Der Magenkranke ist eher introvertiert, manchmal etwas grämlich, ein Mensch, der pflichtbewußt seines Weges geht, der allen Anforderungen gerecht werden will, doch den mannigfachen Anfechtungen und Rückschlägen nicht gewachsen ist.

Um diesen Typ ganz erfassen zu können, müssen wir einen Moment bei der Magenfunktion verweilen. Der Magen ist ein merkwürdiges Organ – merkwürdig insofern, als er tagein, tagaus immer wieder sowohl mit dem Innen als auch mit dem Außen konfrontiert wird. Wir müssen uns klarmachen, daß die Nahrung, die wir zu uns nehmen, im Grunde etwas Feindliches für uns ist. Das mag befremden, doch es stimmt. Abgesehen vom Traubenzucker würden Lebensmittel (selbst qualitativ hochwertige) zu schwersten Komplikationen, wenn nicht gar zum Tode führen, wenn man sie unmittelbar in die Blutbahn einbringen würde.

Blut verkörpert gewissermaßen unsere Wesensart, unser Innerstes. Ehe nun die Außenwelt (Nahrung) zur Innenwelt (Blut) Zugang findet, muß einiges geschehen. Viele chemische Prozesse sind erforderlich, bis die Nahrung dem Körper zugute kommen kann. Der Magen ist das Organ, das sozusagen den ersten »Eindruck« von der aufgenommenen Nahrung bekommt und sie verarbeiten muß; er kommt zuerst mit ihr in Berührung. Magenleiden sagen immer etwas darüber aus, wie der Kranke erste Eindrücke verarbeitet.

In unserer Kulturform war es bis vor kurzem die Regel, daß der Mann der Prügelknabe der Familie war. Stellen Sie sich nur einmal vor: Ein Ehepaar liegt zu Bett. Die Frau hört verdächtige Geräusche im Haus. Der Mann als Vertreter des »stärkeren Geschlechts« muß aufstehen und nach dem Rechten sehen. Er steckt also die ersten Prügel ein. Ein ganz normaler Vorgang. Es kann freilich sein, daß der Mann kein »geborener Held« ist, kein Draufgänger, keine Kämpfernatur. Dann fällt es ihm schwer, solche »erste Eindrücke« zu verarbeiten. Häufig spielt bei diesem Naturell starke Mutterbindung eine essentielle Rolle. Wenn die Erziehung stark muttergeprägt war, kann es beim Erwachsenen leicht zu einer erheblich verminderten Fähigkeit kommen, erste Eindrücke zu verkraften.

Man könnte also sagen, der Magenkranke ist gegenüber äußeren Umständen zu empfindlich (im Sinne von lebensuntüchtig).

Ein alter Arzt hat mir einmal gesagt: »Ein Magenkranker hat die Gebärmutter nie ganz verlassen.« Daran ist etwas Wahres. Magenleidende sind meist tatsächlich außerstande, die Härten des Lebens zu ertragen, man muß ihnen gleichsam alles »vorkauen«. Dies kommt auch in der häufig empfohlenen Magendiät zum Ausdruck: Milch und Brei – eine Rückkehr ins Babyalter. Besser wäre es für einen solchen Patienten, er lernte mit seinem herrschsüchtigen Weibe umzugehen, das er sich erkoren hat, weil er in ihm eine Abspiegelung der alles regelnden Mutter erblickte. Wir müssen alles immer wieder in großen Zügen zu sehen lernen: Was in der Kindheit die diktatorische Mutter war, wird in der Ehe die tüchtige Frau. Das ist keine graue Theorie, solchen Fällen begegnet man im Leben auf Schritt und Tritt.

Auch am Arbeitsplatz fällt der Magenkranke durch sein Pflichtbewußtsein auf. Wenn aber der Direktor nicht dann und wann Worte »mütterlicher« Anerkennung findet, bahnt sich ein (neues) Magengeschwür an.

Magenleidende brauchen nicht unbedingt »hart« zu werden, wie ihnen häufig geraten wird. Nein, damit ist ihnen nicht gedient. Aber sie müssen lernen, erwachsen zu werden; d. h. sie müssen lernen, selbst Entscheidungen zu treffen und Verantwortung zu übernehmen. Magenkranke müssen sozusagen ihre Kinderjahre noch einmal durchleben und dabei erkennen, daß die Mutter versäumt hat, sie zum Erwachsenwerden »herauszufordern«.

Viele Männer kranken an diesem Übel. Möglicherweise hat das bei Frauen häufig zu der Meinung geführt, ein Mann bleibe ewig ein Kind. In gewissem Sinne kann man das sogar als Kompliment auffassen. Andererseits sollte es dadurch nicht zu körperlichen Mißständen kommen. Finden Sie nicht auch?

2. Die Verwendung von Heilkräutern

Im nächsten Kapitel bringe ich einige Heilkräuter zur Sprache, die zur Behandlung (Harmonisierung) der Beschwerden in Frage kommen, mit denen ich mich oben befaßt habe. Ehe ich auf die Pflanzen im einzelnen eingehe, möchte ich ein paar Worte über die Verwendungsmöglichkeiten und über die Grundlage der Pflanzenheilkunde sagen.

Wie allgemein bekannt, spielt die Pflanze im Leben des Menschen eine wichtige Rolle. Ohne Pflanzen wäre natürliches Leben auf Erden wahrscheinlich unmöglich. Denn die Pflanze ist ja unser wichtigster Sauerstofflieferant. Der Stoff, den wir so dringend benötigen, um bei Bewußtsein zu bleiben, wird in der Pflanzenwelt erzeugt. Die Pflanze liefert uns auch die so wichtigen mineralischen Aufbaustoffe. Meist nehmen wir Pflanzen in Form von Gemüse zu uns. Der Gemüsekonsum ist im Laufe der letzten Jahrzehnte etwas zurückgegangen; um so mehr müssen wir darauf bedacht sein, pflanzliche Nahrung in unserem Küchenzettel wieder gebührend zu berücksichtigen.

Im modernen Geschäftsleben ist es üblich geworden, zu einem der schon fast berüchtigten »Arbeitsessen« einzuladen. Die Beteiligten sind überwiegend Männer. Die Speisenfolge entspricht in etwa den Menüangeboten eines Durchschnittsrestaurants, in welchen Fleisch den Schwerpunkt bildet. Alles andere, vornehmlich das Gemüse, ist kaum mehr als eine Beilage zum Halbpfünder-Beefsteak. Dabei ist Gemüse so gesund, ja, es kann sogar heilsam wirken. Was aber macht eine Pflanze zu einer Heilpflanze? Zur Beantwortung dieser Frage müssen wir uns der Tatsache bewußt werden, daß Mensch und Pflanze im weitesten Sinne miteinander verwandt sind.

Im vorigen Kapitel habe ich über die Dreigliederung des Menschen gesprochen. Eine solche Dreigliederung gibt es auch bei der Pflanze – nur umgekehrt. Das, was beim Menschen der Kopf ist (Nerven-Sinnes-System), ist bei der Pflanze das *Wurzelsystem.* Dem rhythmischen System beim Menschen entsprechen die *Stengel und Blätter* der Pflanze. Und die Funktionen des Stoffwechsel-Gliedmaßen-Systems (einschließlich Geschlechtsorgane) erfüllen bei der Pflanze die *Blüten.*

Die Erfahrung hat denn auch gezeigt, daß die Wurzel der Pflanze besonders das menschliche Nerven-Sinnes-System beeinflußt, Blätter und Stengel das rhythmische System und die Blüten Stoffwechsel sowie Geschlechtsorgane.

Diese Relationen ließen sich auf mannigfache Weise belegen und erklären. Ich kann hier leider nicht ausführlicher auf diese Thematik eingehen, möchte aber wenigstens ein Beispiel anführen: Der Genuß von Wurzelgemüse, besonders von Mohrrüben, ist gut für die Augen. Das läßt sich sogar wissenschaftlich befestigen. Na bitte!

Blüten sind das Ausgangsmaterial für viele herrliche Parfüms. Duftstoffe dienen also nicht zur Verbesserung des menschlichen Hör- oder Geschmacksvermögens; sie wirken vielmehr – wie seit alters bekannt – stimulierend auf das Geschlechtsleben. Es würde – um es nochmal zu sagen – zu weit führen, in diesem Büchlein detailliert auf alle uns bekannten Zusammenhänge einzugehen. Jedenfalls sind die Relationen zwischen Pflanze und Mensch sogar chemisch nachweisbar.

Wenn wir wissen wollen, was die Pflanze zum Heilkraut macht, müssen wir uns fragen, was das Wetentliche an einer Krankheit ist und was diesem pflanzlich entspricht. Jede Pflanze ist ja im Grunde eine Abweichung von »der Normalpflanze«, die lediglich Fiktion ist, denn es gibt sie ebensowenig wie »den Normalmenschen«. Schon rein äußerlich kann man bei der Pflanze erkennen, welche Körperpartie des Menschen sie beeinflußt. Nehmen wir z. B. die Zwiebel mit ihrer Verdickung im unteren Bereich des Stengels, direkt über den Wurzeln. Ausgehend von dem Gedanken, daß der Mensch sozusagen »eine umgekehrte Pflanze« ist, entspricht die Lokalisation der »Verdickung« der Halspartie beim Menschen. Und die Zwiebel hat sich ja bekanntlich auch ausgezeichnet bei Verschleimungen der Atemwege bewährt. Ein weiteres Beispiel ist die Knotige Braunwurz (Scrophularia nodosa), deren Blüten, Blätter und Stengel nichts Auffälliges an sich haben. Graben wir die Pflanze jedoch aus, so sehen wir knotige Wurzelverdickungen direkt unterhalb des Stengelansatzes. Sie haben die Form kleiner Drüsengebilde; ihre Lokalisation entspricht beim Menschen der Schilddrüse. Kein Wunder, daß sich ein Extrakt aus der Wurzel der Scrophularia nodosa günstig auf die Schilddrüse auswirkt. Übrigens: der lateinische Name der Pflanze spiegelt sich auch in der Krankheitsbezeichnung Skrofulose wider, einer Haut- und Lymphknotenerkrankung; ein skrofulöser Typ ist analog dazu ein zu Lymphdrüsenschwellungen neigender Mensch.

Soweit zur Relation Pflanze – Mensch. Wer sich mit den Besonderheiten von Pflanzen befaßt und sie richtig zu deuten weiß, kann daraus Rückschlüsse auf den Wirkungsbereich beim Menschen ziehen.

Über die Verwendung von Heilkräutern

Kräuter lassen sich auf die verschiedenste Weise verwenden:

1. als frisches Kraut,
2. als getrocknetes Kraut (Tee),
3. als Tinktur (meist Alkoholauszug aus dem getrockneten Kraut).

Außerdem gibt es noch Kräutertabletten, die unter Zusatz eines Bindemittels aus getrockneten Pflanzen gepreßt werden.

Von den hier besprochenen Kräutern gibt es (gegebenenfalls auf Bestellung) Tinkturen oder Tees. Von der Verwendung frischer Kräuter zur Heilbehandlung ist abzuraten, da bei ihnen *das* zu Lasten der Heilwirkung in den Vordergrund tritt, was ich als »Gemüse-Effekt« bezeichne, nämlich die Bedeutung der Mineralstoffe. Auch die in einigen Pflanzen anzutreffenden Gifte wirken (selbst wenn sie nur in geringen

Mengen vorhanden sind) bei frischen Kräutern stärker als bei vorbehandelten.
Mehr über die Verwendung von Kräutern finden Sie im Gegenstück zu diesem Büchlein: *Frau sein . . . Frau bleiben.*

Kräutertinktur

Sofern keine anderen Richtlinien gegeben sind, nimmt man im allgemeinen 10 bis 15 Tropfen in etwas Wasser vor dem Essen, eventuell mehrmals täglich. Werden die Tropfen nach den Mahlzeiten eingenommen, so können sie sich verzögernd auf die Magen-Darm-Peristaltik auswirken.

Kräutertee

Häufig kommt eine Teemischung aus verschiedenen getrockneten Kräutern in Frage. Kräutertee ist stets in gut verschließbaren Gefäßen aufzubewahren und vor Gebrauch umzurühren (damit die schwereren Teile nicht am Boden des Glases oder der Büchse liegenbleiben). Man nimmt einen Eßlöffel Tee auf einen halben Liter (etwa drei Tassen) kochenden Wassers. Nachdem man ihn 15 oder 20 Minuten hat ziehen lassen, gießt man ihn durch ein Sieb. Die klare Flüssigkeit hält sich an einem kühlen Platz einen Tag. So kann man beispielsweise morgens den Tee für den ganzen Tag aufgießen; die erste Tasse trinkt man noch warm, die übrigen kalt – auch jeweils vor den Mahlzeiten. In der Regel nimmt man drei bis vier Tassen in mehrstündigem Abstand zu sich, möglichst schlückchenweise.

3. Einige Kräuter für den Mann

Weißdorn (Crataegus oxyacantha)

Weißdorn dürfte für den Mann von heute eine der wichtigsten Pflanzen überhaupt sein. Ich denke dabei weniger an den sexuellen Aspekt als vielmehr an die Tatsache, daß sein Herz und Kreislauf gegenwärtig überaus starken Belastungen ausgesetzt sind.
Weißdorn diente in alter Zeit dem Schutze heiliger Stätten. Man pflanzte die Sträucher rings um die Orte an, wo man sich zum gemeinsamen Gebet traf, wo man also mit überirdischen Mächten Kontakt aufnahm – gefühlsbetonte Unternehmungen, naturgemäß besonders verletzlich und schutzbedürftig. Weißdorn schützte solche Zusammenkünfte vor Störenfrieden. Wer je versucht hat, eine Weißdornhecke zu durchdringen, kann ihre ungeheuere Schutzwirkung bestätigen.
Das Herz ist gleichsam »die heilige Stätte unseres Leibes«. Wenn wir einmal zur Besinnung kommen und unseren inneren Regungen nachgeben wollen, dann ist unser Herz daran beteiligt, ein heiliger Ort unseres Körpers, den es zu schützen gilt.
Weißdorn stärkt das Herz. Er ist kein Aufputschmittel, sondern kräftigt die Herzmuskulatur und gibt dem Menschen Mut, bewußt zu leben. Weißdorntinktur verleiht ihm das Gefühl, »beschützt« zu sein. Es täte vielen Männern gut – vor allem denen, die tagtäglich dem Streß eines erbarmungslosen Berufslebens ausgesetzt sind –, regelmäßig etwas Weißdorntinktur einzunehmen – beispielsweise morgens zehn Tropfen und dann noch einmal vor dem Schlafengehen. Dadurch lassen sich unliebsame Überraschungen vermeiden . . . sofern man sich auch der Gefahren bewußt wird, die ein so aufreibendes Leben mit sich bringt.

Weißdorn *(Crataegus oxyacantha)*
Weißdorn diente in alter Zeit dem Schutze heiliger Stätten. Man pflanzte die Sträucher rings um die Orte an, wo man sich zum gemeinsamen Gebet traf, wo man also mit überirdischen Mächten Kontakt aufnahm – gefühlsbetonte Unternehmungen, naturgemäß besonders verletzlich und schutzbedürftig. Weißdorn schützte solche Zusammenkünfte vor Störenfrieden. Wer je versucht hat, eine Weißdornhecke zu durchdringen, kann ihre ungeheure Schutzwirkung bestätigen.

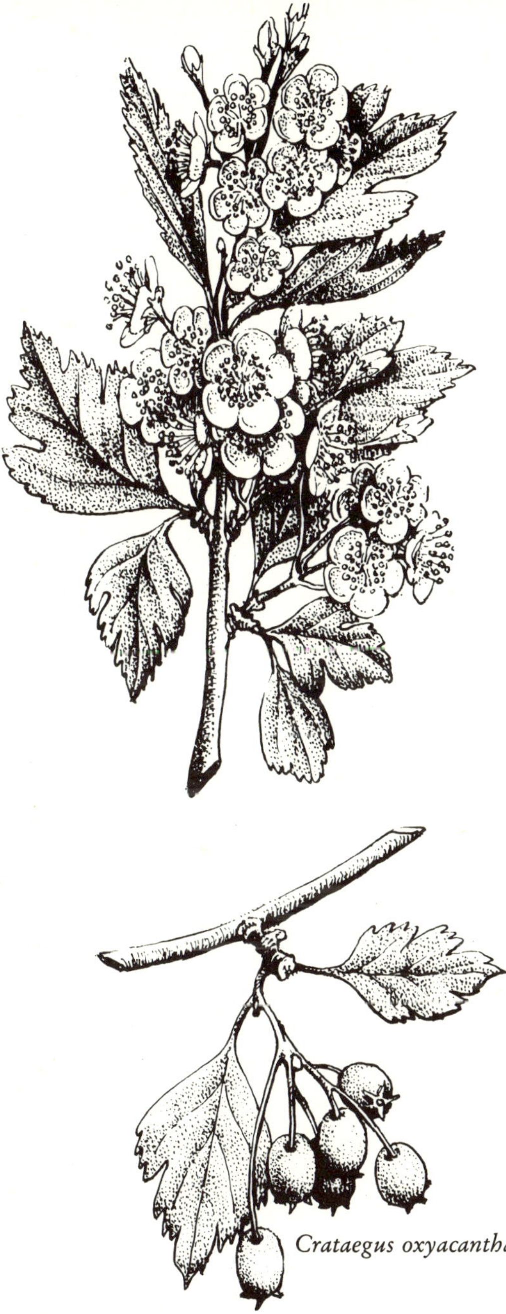

Crataegus oxyacantha

Baldrian / Quassia

Hier geht es um eine Tinktur aus Baldrian (Valeriana officinalis) und Bitterquassia (Quassia amara). Sie wirkt sich besonders günstig auf das Nervensystem des gestreßten und überforderten Mannes aus.
Baldriantropfen sind ja seit eh und je als (Nerven-) Beruhigungsmittel bekannt. In Verbindung mit Quassia werden sie zu einem Heilmittel ganz besonderer Art, dessen tieferer Sinn aus folgendem ersichtlich wird: Baldriantinktur wird aus der Wurzel hergestellt. Im vorigen Kapitel bin ich auf die Beziehungen zwischen Mensch und Pflanze eingegangen und habe in diesem Zusammenhang gesagt, daß die Wurzel der Pflanze dem menschlichen Kopf als Zentrum des Nerven-Sinnes-Systems entspreche. Die Wirkung des Baldrians auf das Nervensystem ist eine beruhigende, nicht aber eine betäubende. Das Bewußtsein und das Wahrnehmungsvermögen werden durch dieses Mittel also nicht beeinträchtigt.
Man könnte auch sagen: Baldrian ordnet die Eindrücke, die wir mittels der Sinneswerkzeuge gewonnen haben; er regt das Nervensystem gleichsam zur Ordnung an und läßt es dadurch zur Ruhe kommen. Durch Baldrian werden wir also befähigt, eine Situation besser zu erfassen und zu überblicken. Meine Großmutter drückte es ähnlich aus, wenn sie sagte: »Ach, Junge, hol' mir doch beim Doktor nochmal ein paar Baldriantropfen, dann sehe ich wenigstens wieder klar.«
Viele der Tranquilizer (Beruhigungsmittel, Sedativa), die heute von Millionen von Menschen verkonsumiert werden, wirken betäubend und abstumpfend, manche auch euphorisierend, d. h. sie täuschen eine heile Welt vor, wo gar keine ist. Tranquilizer sorgen dafür, daß die mit unseren Sinneswerkzeugen erfaßten Eindrücke nicht so tief in unser Bewußtsein eindringen. Sie wirken sozusagen als Filter. Das macht sie so gefährlich für Menschen, die auf ihr Wahrnehmungsvermögen angewiesen sind (beispielsweise Autofahrer oder Berufstätige, bei denen es auf eine blitzschnelle Reaktion ankommt).
Baldrian macht den Menschen nicht schlaff, sondern

aktiviert in besonderer Weise das Nervensystem, das dadurch zur Ruhe kommt. Es ist die Ruhe, die die Hausfrau befällt, wenn sie mit dem Putzen der Wohnung fertig ist, oder die Ruhe, die den Büroangestellten überkommt, wenn er die sich auf seinem Schreibtisch stapelnden Aktenberge endlich bewältigt hat.
Die Bitterquassia (Quassia amara) beeinflußt Leber und Galle. Diese Organe gehören zu einem anderen Körperbereich. Während das Nerven-Sinnes-System zum oberen Pol gerechnet wird, muß man Leber und Galle eigentlich dem unteren (Stoffwechsel-Gliedmaßen-System) zurechnen. Weshalb ist nun die Kombination von Baldrian und Bitterquassia so bemerkenswert? Nun, wenn wir durch ordnenden Einfluß den oberen Pol zur Ruhe bringen, müssen die geordneten Eindrücke ja noch möglichst gut im Unterbewußtsein verarbeitet werden. Viele Menschen leiden unter psychischen Spannungen oder haben Verhaltensprobleme, die mit Schwierigkeiten zusammenhängen, welche im Unterbewußtsein entstanden sind – anders gesagt mit unverarbeiteten Eindrücken.
Sie werden sich nun fragen, was Leber und Galle mit unserem Unterbewußtsein zu tun haben. Eigentlich sehr viel. Es mag zwar aus dem Blickwinkel des Verstandesdenkens ziemlich wunderlich klingen, aber es ist de facto so, daß sich das unbewußte Seelenleben hauptsächlich im Bereich von Leber und Galle abspielt. Das kommt auch in einigen Redewendungen zum Ausdruck. Wenn man *frei von der Leber weg* spricht, wenn einem *etwas von der Leber herunter muß* oder einem *eine Laus über die Leber gelaufen* ist, wenn man *Gift und Galle spuckt* oder einem *die Galle überläuft,* dann werden damit psychische Vorgänge formuliert und die Zusammenhänge zwischen Seelenleben und Stoffwechsel aufgezeigt.
Die Verbindung von Baldrian mit Quassia wirkt also folgendermaßen: Baldrian ordnet die Vielzahl der Sinneswahrnehmungen, von denen danach einige ins Unterbewußtsein versickern. Quassia aktiviert die Leber und sensibilisiert sie für die weitere Ordnung und Verarbeitung bewußter Wahrnehmungen.
Sehen Sie, Baldrian/Quassia ist ein ausgezeichnetes

Mittel, den Körper ohne betäubende und abstumpfende Nebenwirkung zu einem normalen Reaktionsvermögen zu bringen. Es ist also *nicht* die Baldrian-Quassia-Tinktur *als solche*, die beruhigend wirkt. Die Ruhe entsteht vielmehr dadurch im Körper, daß mittels einer richtigen Steuerung der Funktionen die nervliche Überbeanspruchung abgebaut wird.

Häufig braucht man zu einer wirkungsvollen Behandlung drei- oder viermal täglich 10 bis 25 Tropfen. Die Dosierung hängt von der persönlichen Situation ab, d. h. von dem Ausmaß der nervlichen Belastung. Man sollte freilich nie mehr als 80 Tropfen pro Etmal nehmen.

Baldrian *(Valeriana officinalis)*
Baldrian genießt als Beruhigungsmittel hohes Ansehen. Zu Großmutters Zeiten bezeichnete man häufig Baldriantinktur schlechthin als »Nerventropfen«. Daneben erweist Baldrian allerdings auch gute Dienste zur Harmonisierung des Liebeslebens: Er sorgt für das rechte Gleichgewicht.

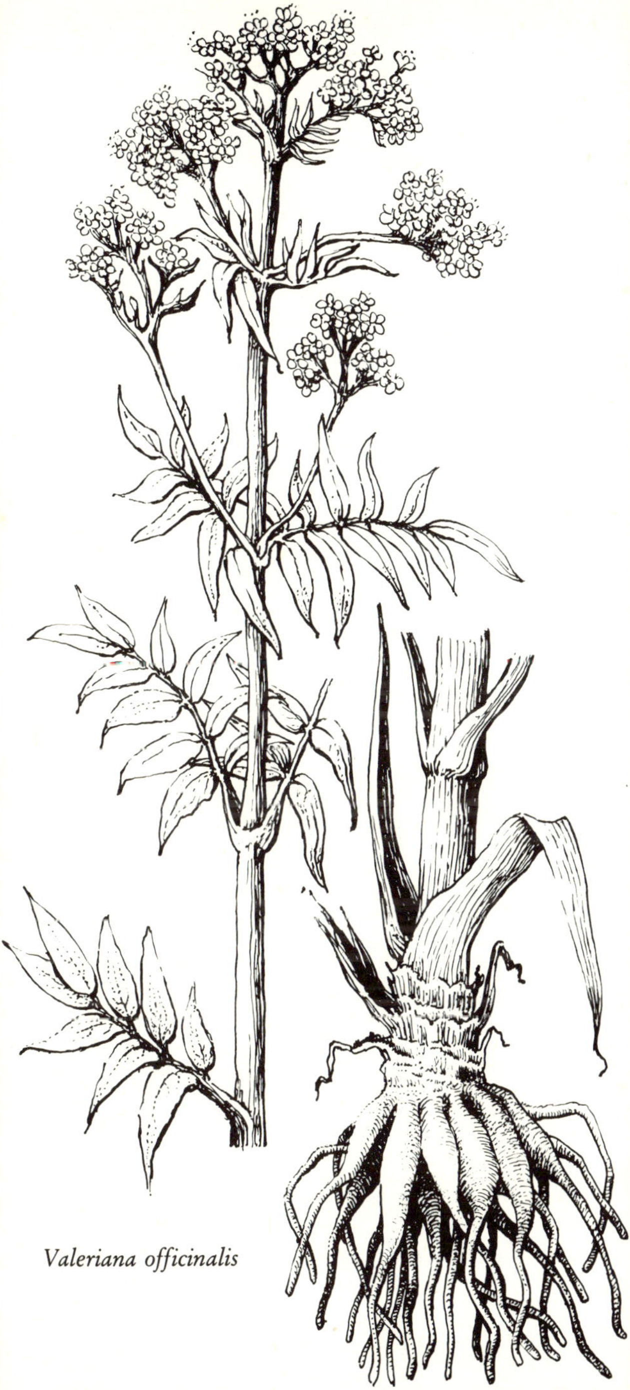

Valeriana officinalis

Bitterquassia *(Quassia amara)*
Quassia aktiviert die Leber und sensibilisiert sie für die Weiterverarbeitung bewußter Wahrnehmungen.

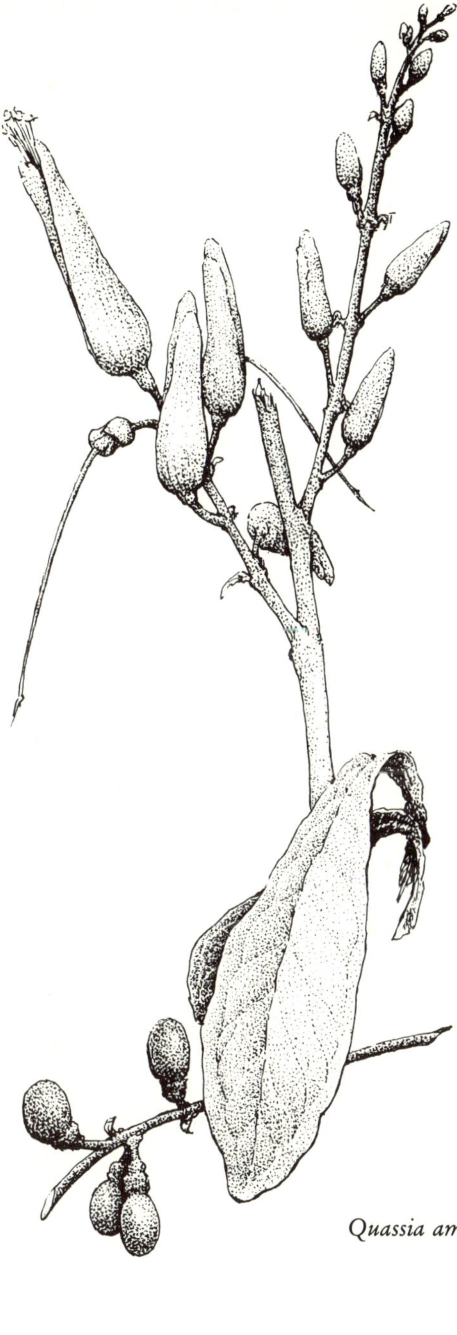

Quassia amara

Herzgespann (Leonurus cardiaca)

Der Name der Pflanze deutet schon an, daß sie in enger Beziehung zum Herzen steht – und zwar sowohl im Deutschen als auch im Niederländischen und im Lateinischen. Doch nicht nur die herzstärkende Wirkung hat die Pflanze zu einem wertvollen Heilkraut gemacht. Tinktur und Tee haben sich darüber hinaus auch bei einer Entzündung der Vorsteherdrüse (Prostatitis) bestens bewährt.
Wir sprachen bereits davon, daß Prostataleiden häufig eine Folge unrealisierbarer Wunschvorstellungen sind. Passiver Widerstand führt in diesem Falle zu Stauungen bzw. Schwellung und Vergrößerung der Prostata. Prostatitis ist vielfach gekoppelt mit einer (manchmal unbewußten) Hoffnung, von den bildhaften Vorstellungen doch noch etwas verwirklichen zu können. Unter Wunschbildern verstehe ich vor allem Bildhaftigkeit in Zusammenhang mit Sexualität, Kreativität und Relationen.
Eine Entzündung im Körper heischt immer Beachtung und deutet auf einen Reinigungsprozeß hin – so auch die Prostatitis.
Herzgespann gehört zur Familie der Lippenblütler (Labiaten), die im Zeichen des Feuers, der Wärme stehen. Sie enthalten meist reichlich ätherische (flüchtige) Öle. Vielfach stehen die Blüten in den Achseln der Blätter, auch beim Herzgespann. Die Kelchblätter sind dermaßen hart und scharf, daß man sich leicht daran verletzen kann. Es besteht eine gewisse Ähnlichkeit mit der Blütensituation der Distel. Solche Zusammenhänge ermöglichen Rückschlüsse auf die Heilkraft des Herzgespanns. Dieses Kraut verkörpert Glut in Verbindung mit Stacheligkeit. Mißt man diesen Sachverhalt an der Gesetzmäßigkeit der alten Lehre von den Temperamenten, so erhält man folgendes Bild: Herzgespann paßt zum *Choleriker* (glutvoll), der sich in *negativen Denkvorgängen* zu verstricken droht (Stacheligkeit). Dieser Typ zieht sich gerne in seine eigene Welt zurück, wo er sich an Trugbildern weidet und darüber immer und immer wieder den Anschluß an die Realitäten des Lebens verfehlt. Herzgespann paßt trefflich zu solchen »Er-

wartungsmenschen«. Dieser Typ lebt nicht in der Wirklichkeit der Gegenwart, sondern in einer von der Einbildungskraft ausstaffierten Scheinwelt, die mit den tatsächlichen Gegebenheiten meist wenig gemein hat. Männer dieses Schlages leiden nicht selten an Prostatabeschwerden.

Herzgespann *(Leonurus cardiaca)*
Der Name deutet schon an, daß diese Pflanze in enger Beziehung zum Herzen steht. Doch nicht nur die herzstärkende Wirkung hat die Pflanze zu einem wertvollen Heilkraut gemacht. Tinktur und Tee haben sich darüber hinaus auch bei Prostatitis bestens bewährt.

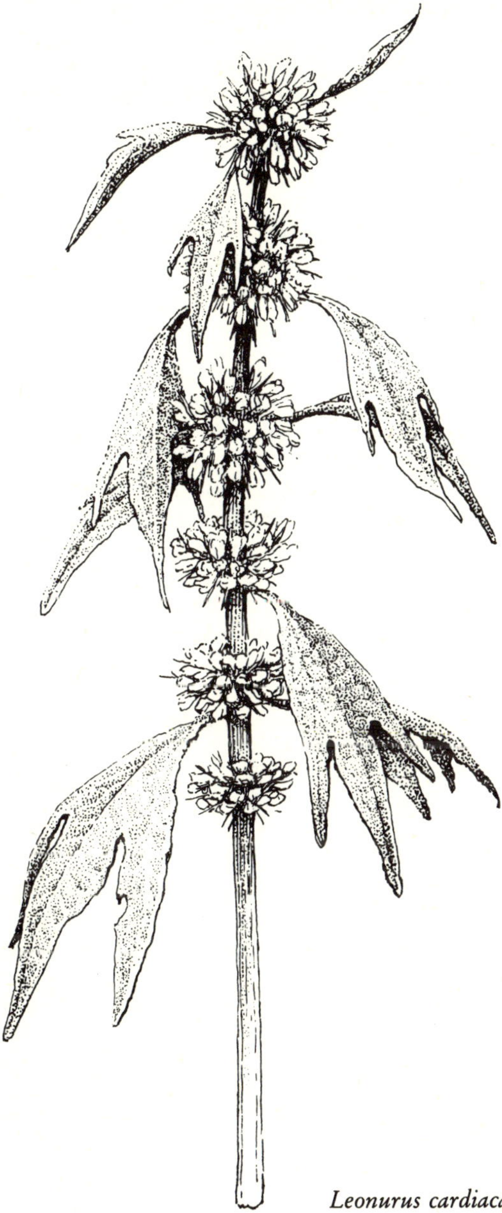

Leonurus cardiaca

Passionsblume (Passiflora incarnata)

Diese Pflanze leistet bei einer bestimmten Form von Schlaflosigkeit gute Dienste. Heutzutage gibt es viele Männer, die so erfüllt sind von ihrem beruflichen Ehrgeiz, von Beförderungen, Gehaltsaufbesserungen und Erfolgserwartungen, daß der Denkpol, das Nerven-Sinnes-System, ihr gesamtes Leben beherrscht. Der Baldrian-Quassia-Typ wird dadurch gehemmt; er wird nervös. Der Passionsblumen-Typ hingegen wird bestimmt nicht nervös. Im Gegenteil: Turbulenz macht ihn putzmunter. Der Umtrieb im Geschäft gefällt ihm. Er strebt ja nach möglichst hohem Ansehen und materiellem Aufstieg. Die Lebensumstände sind ihm zur Passion geworden. Passion bedeutet Leidenschaft, aber auch Leiden – nicht Leiden im üblichen Sinne freilich, sondern zweckgebundenes Leiden. Wenn man von jemand sagt, der Garten sei seine Passion, so versteht man darunter, daß er um seines Gartens willen zu leiden bereit ist, weil Gartenarbeit ihm Befriedigung verschafft. Interessant ist in diesem Zusammenhang übrigens, daß man die Leidensgeschichte Christi oft als eine Passion angesehen hat, denn wir sprechen ja heute noch von Passionszeit, Passionswerkzeugen, Passionsweg, Passionsspielen usw. Daraus ist ersichtlich, daß wir Christi Leiden nachempfinden, wie er leiden, um der Erlösung von Sünde und Schuld teilhaftig zu werden, wie die Bibel lehrt.
Für manche Menschen gehört die Passion zum täglichen Leben. Vielen Männern wird der Beruf zur Passion. Zwar werden sie, im Gegensatz zum Baldrian-Quassia-Typ, durch ihre Lebensauffassung nicht nervös, aber auch extremes Pflichtbewußtsein kann nachteilige Folgen haben. Die Passion führt dann nicht selten zu einer Verkrampfung der ganzen Wesensart. Sinnesorgane und Nervensystem werden ständig stark beansprucht. Solche Übertreibungen rächen sich gern durch Schlaflosigkeit. In diesem Falle ist die regulierend wirkende Passionsblume angezeigt. Nehmen Sie – sofern die geschilderten Umstände auf Sie zutreffen – eine halbe Stunde vor dem Schlafengehen 25 bis 35 Tropfen Passiflora-Tinktur,

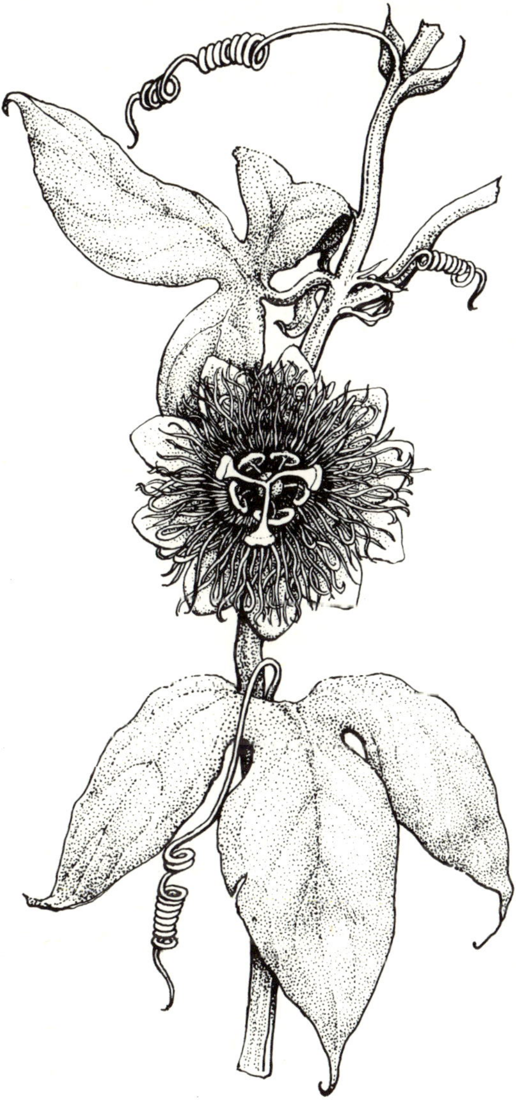

Passiflora incarnata

wenn nötig nach einer halben Stunde noch einmal die gleiche Dosis.

Petersilie (Petroselinum sativum bzw. crispum)

Sellerie (Apium graveolens)

Liebstöckel (Levisticum officinale)

Als Küchenkräuter sind die oben genannten Pflanzen hinlänglich bekannt und beliebt. Sie gehören alle drei zu den Doldengewächsen. Diese Pflanzenfamilie steht gewissermaßen im Zeichen des Elements Luft, das sie förmlich »sichtbar« macht. Man denke nur an die zarten gefiederten Blätter. Auch die Blütendolden sind vielfach verästelt und rings von Luft umspielt.
Das Element Luft entspricht nach der alten Lehre von den Temperamenten dem sanguinischen. Dieses steht in engem Zusammenhang mit dem Blut (lateinisch sanguis). Überall, wo das Element Luft besonders wirksam ist, werden rhythmische Prozesse (Blutkreislauf) aktiviert. Auch das psychische Sein des Menschen hängt mit der Luft zusammen. Dieses ist ausschlaggebend für sein Verhalten. Es ist die Welt der Lüste und Süchte, der Triebe und Begierden. Mehr zu dieser Thematik finden Sie in den Büchlein *Het gewicht dat bij u past* (dt.: Das Gewicht, das zu Ihnen paßt) und *De geheime wereld der vitaminen* (dt.: Die geheimnisvolle Welt der Vitamine).
Doldengewächse wirken sich vor allem auf die Atmungswege (Luft) aus. Die Anthroposophie spricht in diesem Zusammenhang vom Astralleib des Menschen. Aus dieser Sicht erklärt sich auch, daß die Nahrung, mit diesen Kräutern gewürzt, besser auf rhythmische Prozesse, vornehmlich Blut und Blutkreislauf, einwirken kann.
Was hat das nun aber mit »Mann sein ... Mann bleiben« zu tun? Männlichkeit äußerst sich u. a. in der Potenz. Impotenz hat zwar meist psychische Gründe, aber desungeachtet auch einen physischen Aspekt, nämlich eine zu schwache Durchblutung der Geschlechtsorgane, so daß es nicht zur Erektion kommen kann. Anders ausgedrückt: Die mit dem Blut in Zusammenhang stehenden Prozesse sind durch geringe Aktivität gekennzeichnet.

Petersilie *(Petroselinum sativum bzw. crispum)*
Petersilie enthält einen Stoff namens *Apiol,* der sehr aktivierend auf die Drüsen wirkt, vornehmlich auf die Magen- und Geschlechtsdrüsen.

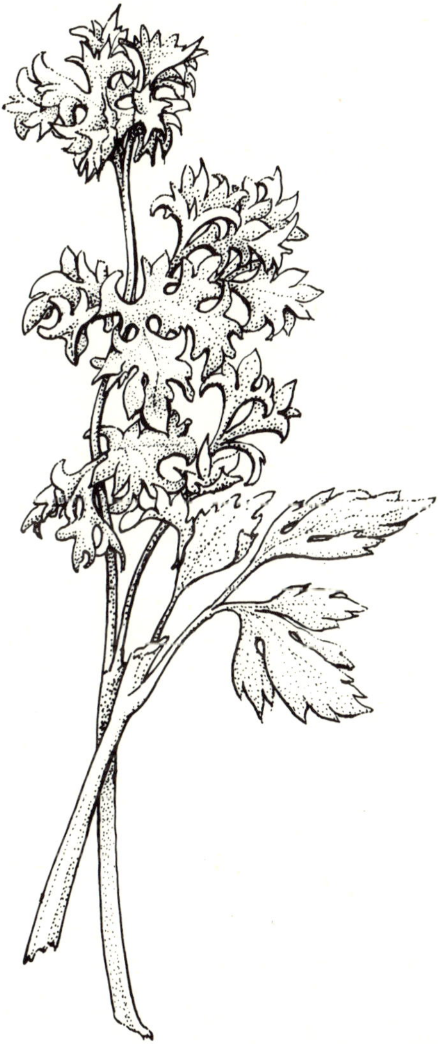

Petroselinum sativum

Sellerie *(Apium graveolens)*
Sellerie wirkt ausgesprochen potenzsteigernd, weshalb er auch immer wieder als Bestandteil von Liebestränken Verwendung fand. Heutzutage kann Sellerie für all jene von Bedeutung sein, denen es an innerer Schöpfungskraft mangelt oder deren Schöpfungskraft disharmonisch orientiert ist.

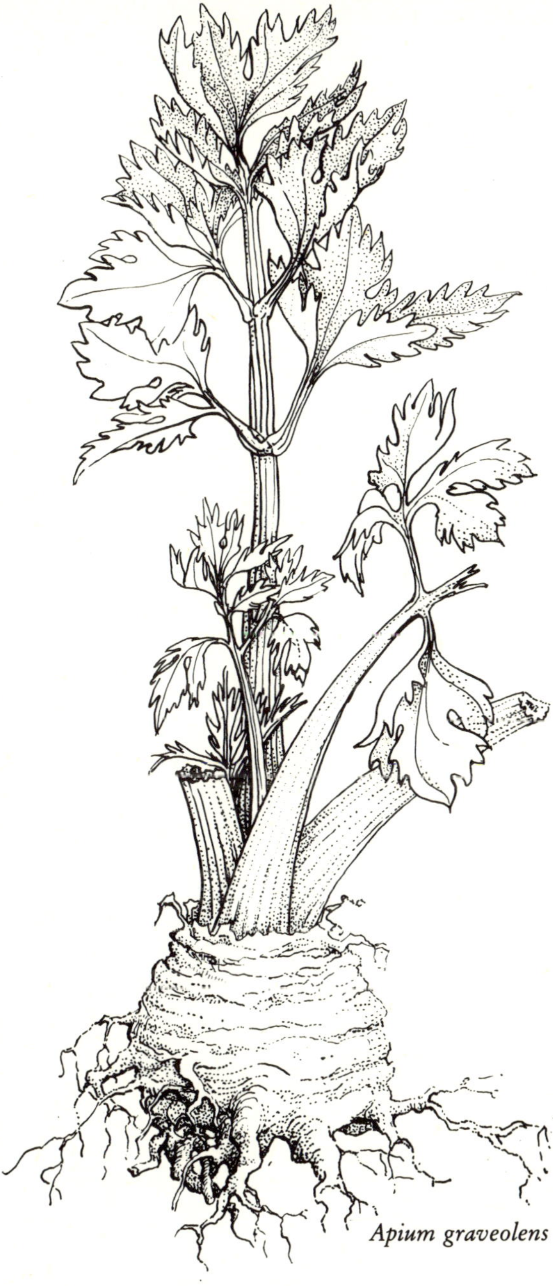

Apium graveolens

Liebstöckel *(Levisticum officinalis)*
Liebstöckel regt Blutbildung und Blutkreislauf an. Er steigert dadurch die psychische Gestaltungskraft und damit auch die Potenz.

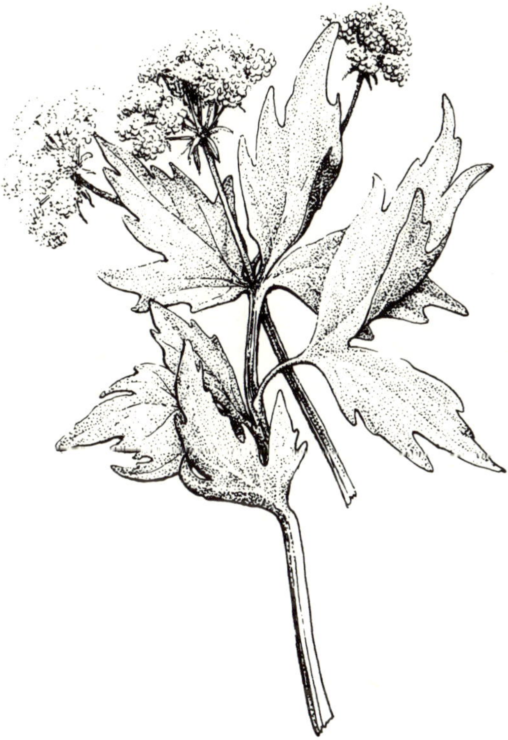

Levisticum officinale

Die drei oben genannten Pflanzen regen Blutbildung und -kreislauf an. Petersilie, Sellerie und Liebstöckel wirken sich nicht nur auf die Potenz aus – nein, auf das Blut ganz allgemein, wodurch wiederum die psychische Gestaltungskraft angeregt wird. Das kann dazu führen, daß die Impotenz weniger ins Gewicht fällt und genau dadurch ein normaler Geschlechtsverkehr wieder möglich wird.
Es gibt Leute, die können es sich nicht verkneifen, in sexuellen Dingen leicht frivol, etwas ironisch oder einfach nur »neckisch« in Gestik und Rede zu werden. Und so könnte ich mir vorstellen, daß die obigen Gedankengänge sie zu flapsigen Bemerkungen animieren wie z. B.: »Mensch, vergiß nicht, zur Erhöhung der Gaudi ein paar Sellerieblätter zu essen, bevor du mit deiner Frau ins Bett steigst.« Aber so einfach ist die Sache nicht. Ein Mann, der ein Nachlassen seiner Potenz feststellt, muß zuerst und vor allem die eigentlichen Ursachen ergründen. Meist wird er dann zu der Erkenntnis kommen, daß alle mit Luft und Blut zusammenhängenden Prozesse nur zögernd verlaufen. Er sollte überlegen, ob und inwieweit sein Verhalten die Situation ausgelöst hat und daraus eine Lehre ziehen, d. h. eine Besserung des Zustandes herbeizuführen versuchen. Dabei können ihn Petersilie, Sellerie und Liebstöckel unterstützen.

Johanniskraut (Hypericum perforatum)

Dies ist ein vorzügliches Kraut für den übermüdeten Mann unserer Tage. Die meisten Kräuterbücher empfehlen es bei Muskel- und Nervenerkrankungen. Wir müssen uns freilich erst einmal mit der Wesensart dieser Pflanze befassen, um erkennen zu können, warum gerade das Johanniskraut gegenwärtig ein so treffliches Remedium gegen eine bestimmte Form von Schlaflosigkeit ist – und das, obwohl es in der älteren Literatur häufig als mehr oder minder belebend charakterisiert wird. Wie kann man jemandem mit einem belebend wirkenden Kraut zum Schlaf verhelfen?

Die Pflanze ist nach dem heiligen Johannes benannt, dessen Namenstag am 24. Juni gefeiert wird. Um diese Zeit erreicht die Sonne im Jahresablauf ihren höchsten Stand; die Sonnenkräfte sind dann also am stärksten. Die ganze Natur saugt gleichsam diese gedeihliche Energie von Licht und wärmender Glut in sich auf. Man könnte das Tüpfeljohanniskraut direkt als »Sonnenkraut« bezeichnen. Interessant ist übrigens, daß seine Blütenknospen ein Öl enthalten, das sich ganz hervorragend zur Behandlung von Brandwunden eignet. Man kann dies als Bestätigung des homöopathischen Prinzips sehen: Gleiches heilt Gleiches. Was dem Menschen durch zuviel Hitze zugefügt wird (Brandwunde), läßt sich durch diese (sonnendurchglühte) Pflanze heilen.

Nun zum Schlaf. Der Mensch schöpft die für den Tagesablauf benötigte Energie aus den Sonnenkräften des Äthers. Sonnenlicht ermöglicht dem Menschen, die in ihm schlummernden Energien zu aktivieren. Der Mann wird heute bedauerlicherweise so gefordert, daß ihm am Ende eines langen, bewegten Tages kaum mehr viel Energie verbleibt. Er hat harte Kopfarbeit geleistet und ist spätabends, wenn die Sonne längst untergegangen ist, ganz energielos geworden. Dann legt sich der erschöpfte Mann zu Bett. Er möchte schlafen, doch der Schlaf stellt sich nicht ein. Er wälzt sich im Bett herum, aber an Schlaf ist kein Denken. Er ist einfach zu müde zum Schlafen. Ein solchermaßen überanstrengter Mann hat häufig das dumpfe Gefühl, einen Reifen im Kopf zu tragen; es sind keine Kopfschmerzen, doch ihm ist auch nicht wohl.

Unter diesen Umständen ist Johanniskraut zu empfehlen. Wenn Sie beispielsweise 10 oder 15 Tropfen Hypericum-Tinktur einnehmen, schöpfen Sie damit gerade soviel Sonnenkraft bzw. Energie, wie Sie zum Einschlafen benötigen.

Sie kennen doch sicherlich die Redewendung »mit den Hühnern zu Bett gehen«? In ihr steckt Lebensweisheit. Die Hühner begeben sich kurz nach Sonnenuntergang zur Ruhe, wenn die Atmosphäre noch voller Sonnenkraft ist. Ein Mensch, der natürlich leben möchte (doch wer will bzw. wer kann das heutzutage noch?), müßte etwa eine Stunde nach Sonnenuntergang schlafengehen. Dann würde er im Zusammenspiel der kosmischen Kräfte leben, die allüberall in der Natur vorhanden sind.

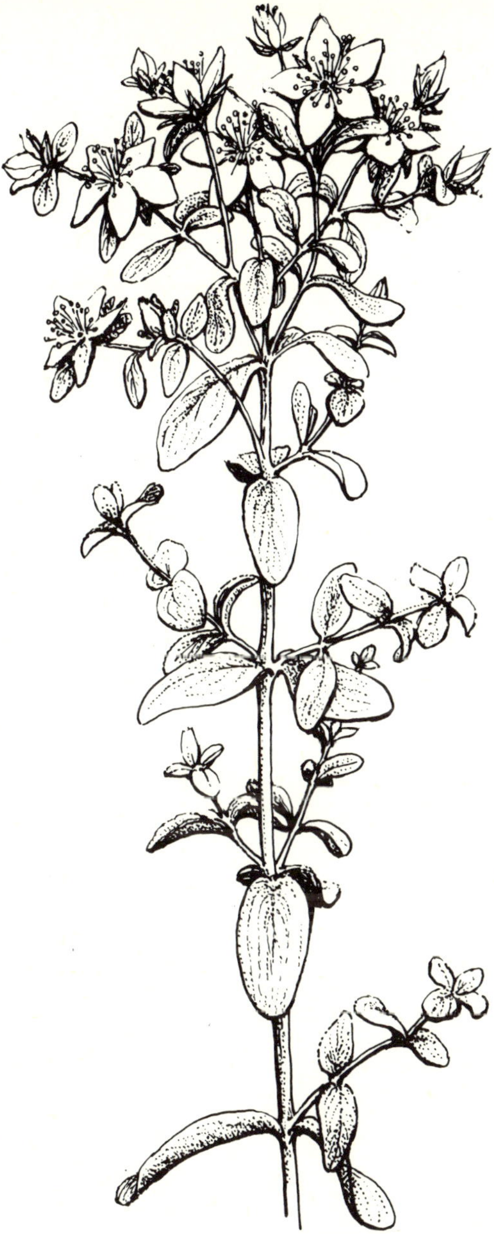

Hypericum perforatum

4. Einige homöopathische Mittel

Das homöopathische Heilverfahren, wie es heute praktiziert wird, beruht auf den Überlegungen und Erkenntnissen des Arztes Samuel Friedrich Christian Hahnemann (1755–1843), der u. a. auch die Feststellung machte, daß Gleiches mit Gleichem heilbar ist. Dieses Prinzip beruht auf der Erfahrung, daß ein bestimmter Stoff, unverdünnt dem Körper zugeführt, bestimmte Krankheitssymptome hervorrufen kann, welche durch den gleichen Stoff in hochgradiger Verdünnung heilbar sind. Es muß sich dabei nicht um bekannte Krankheiten handeln. Irgendeine Pflanze, eine Substanz oder ein tierisches Produkt kann physische oder psychische Auswirkungen haben. Diese Zusammenhänge ermöglichen es, anhand bestimmter Anzeichen beim Kranken, den sogenannten »Leitsymptomen«, zu ermitteln, welche Heilmittel von Fall zu Fall für eine Behandlung geeignet sind.
Lassen Sie mich ein praktisches Beispiel anführen. Angenommen, es geht um das Gift der Honigbiene, dessen unangenehme Wirkungen der Mensch kennenlernt, wenn er von diesem Tier gestochen wird. Dieses Bienengift wird in der Homöopathie nach der Honigbiene (Apis mellifica) als Apisinum bezeichnet. Gelangt es (unverdünnt) ins Blut, so führt das zu Nervenreizungen, d. h. zu nesselfieberhaften Hautausschlägen, Rötung der Schleimhäute vor allem in Mund und Hals, Steigerung der Nierentätigkeit, Stiche in der Herzgegend, brennenden Augen und entzündeten Mandeln.
Außer diesen objektiv wahrnehmbaren Veränderungen gibt es meist auch noch subjektiv empfundene Begleiterscheinungen, sogenannte »Modalitäten«, die in unserem Falle sein können: kein Durst, Schläfrigkeit, stechende Schmerzen, Wärmeunverträglichkeit, Depressionen sowie Verschlimmerung der Beschwer-

den um die Mittagszeit und Besserung in kühler, frischer Luft.

Ein guter Homöopath kennt die Leitsymptome vieler Mittel. Er überlegt sich genau, welche Beschwerden mit welchen Präparaten in Einklang zu bringen sind. Bienengift – um bei unserem Beispiel zu bleiben – kommt demnach in Frage zur Behandlung von Angina, Urticaria (Nesselsucht), Entzündungen der Haut und der Schleimhäute. Nicht in jedem Falle wird man allerdings eine Angina oder eine Schleimhautentzündung mit Bienengift heilen können – nur dann, wenn die Leitsymptome die Behandlung ratsam erscheinen lassen. Es ist also wichtig, daß der Patient dem Homöopathen möglichst viele Informationen gibt. Je mehr Einzelheiten der Arzt erfährt, desto durchsichtiger wird für ihn das Krankheitsbild und desto besser kann er das in Frage kommende Mittel ausfindig machen.

Bei den im folgenden genannten homöopathischen Präparaten verzichte ich auf eine Aufzählung aller Leitsymptome, da die Mittel auch vom Laien in den jeweiligen Situationen verwendet werden können. Sie sollten die Sache als einen Versuch der Selbstbehandlung ansehen und, wenn der Erfolg ausbleibt, unbedingt einen erfahrenen Homöopathen zu Rate ziehen. Aber wie gesagt, einige Zeit können Sie die Mittel unbedenklich ausprobieren; sie haben weder Nebenwirkungen noch unangenehme Folgen. »Doktern« Sie aber nicht zu lange an einem von Ihnen möglicherweise in seiner Schwere unterschätzten Leiden herum, das in fachkundige Behandlung gehört. Dieses Kapitel soll Sie lediglich mit einigen therapeuthischen Möglichkeiten bekanntmachen. Scheuen Sie sich übrigens nicht, mit Ihrem Arzt über das Gelesene zu sprechen und ihn um seinen Rat zu bitten, wenn Sie meinen, ein bestimmtes Mittel käme für Sie in Betracht.

Zum Schluß möchte ich noch auf die homöopathischen Verdünnungen zu sprechen kommen, die *Potenzierungen* genannt werden. Das Prinzip *Gleiches heilt Gleiches* beruht also immer auf der Tatsache, daß ein bestimmter Stoff zu einem bestimmten Krankheitsbild führt. Kennen wir dieses, so läßt sich durch das entsprechende Mittel eine Besserung, günstigstenfalls eine Heilung bewirken, wenn man es in verdünnter Form einnimmt bzw. verabreicht. Der Verdünnungsgrad wird durch ein großes D (Dezimale) und eine Zahl angegeben. In meinem Büchlein *Waarom homeopathische geneeswijze?* (dt.: Weshalb homöopathische Heilverfahren?) gehe ich ausführlicher auf die technische Durchführung der Potenzierungen ein. Hier genüge die Erklärung, daß D 1 einer Verdünnung von 1:10 entspricht und beispielsweise D 6 einer von 1:1000000. Ich gebe nach der Nennung des Mittels im folgenden auch die üblicherweise verwendete Potenz an. Die Präparate sind in jeder Apotheke erhältlich oder bestellbar.

Sabal Serrulatum D 3

Jeder weiß, daß eine Prostatavergrößerung die Verengung bzw. den Verschluß des Harnleiters mit sich bringt und der Arzt dann einen Katheter einführen muß, damit sich die Harnblase entleeren kann. In alten Homöopathielehrbüchern wird von Sabal serrulatum als »homöopathischem Katheter“ gesprochen. Es ist nämlich eines der wichtigsten Mittel, die bei beginnender Prostatavergrößerung in Frage kommen. Es wird aus den reifen Beeren der in Mittelamerika heimischen Sägepalme gewonnen. Bei Prostatavergrößerung kann man von dem Mittel bis zu viermal täglich 5 Tropfen auf einen Löffel Wasser nehmen.

Ferrum picrinicum D 4

Sollte man mit Sabal nicht den gewünschten Erfolg erzielen, so kann man einen Versuch mit Ferrum picrinicum D 4 machen. Die Praxis hat gezeigt, daß es – nach Sabal verwendet – etwas tiefer eingreift. Ferrum picrinicum paßt vornehmlich zum dunkelhaarigen Typ mit gelblicher Hautfarbe. Es wirkt auch aktivierend auf Leber und Galle (ein Zusammenhang, den man öfter beobachtet). Dieses Mittel wirkt vor allem bei Prostatikern, denen (manchmal Jahre zuvor) die Gallenblase entfernt wurde und beim (vornehmlich auf sexuellem Gebiet) etwas nervösen Typ. Man nimmt davon drei- bis viermal täglich eine Dosis.

Chimaphila umbellata D 2

Dieses Mittel kommt gleichfalls bei einer Vergrößerung der Prostata in Betracht, vor allem wenn der Urin trübe ist und stinkt. Wichtig ist auch, der Frage nachzugehen, ob der Patient früher häufig unter Drüsenschwellungen (vor allem im Bereich des Halses) gelitten hat; dann ist das Mittel bestimmt angezeigt.

Magnesium phosphoricum D 6

Magnesium phosphoricum ist vielleicht gerade in unserer hektischen Zeit eines der bedeutendsten homöopathischen Präparate. Weiter oben bin ich ja schon auf die Dreigliederung des Menschen eingegangen in Nerven-Sinnes-System (mit dem Kopf als Mittelpunkt), rhythmisches System (mit dem Herzen als Mittelpunkt) und Stoffwechsel-Gliedmaßen-System (mit den Geschlechtsorganen als Mittelpunkt). Die heutzutage häufig feststellbare Überbetonung der Kopfarbeit führt nicht selten zu unliebsamen Verhärtungen im Körper, beispielsweise zu Arteriosklerose (Verhärtung der Gefäßwände). Magnesium wirkt entkrampfend und den unteren Pol aktivierend; es regt im Körper die Prozesse an, die man als Gegenstück zu den Prozessen des oberen Pols (Kopfarbeit) bezeichnen könnte.
Aus materieller Sicht ist Magnesium das Pendant zum Arsen. Arsen fördert den Mineralisierungsprozeß in unserem Körper; es »mumifiziert« sozusagen das Körperliche. Daher nahmen im alten Ägypten die Pharaonen auch regelmäßig kleinste Mengen Arsen zu sich; sie wollten dadurch eine Verwesung des Körpers nach dem Tode verhindern. Magnesium wirkt genau entgegengesetzt. Es regt Stoffwechsel und Kreislauf an und wirkt sich günstig auf Ver-

krampfungstendenzen aus, welche auf übermäßiges Verstandesdenken zurückzuführen sind. In diesem Zusammenhang sei noch besonders darauf hingewiesen, daß Magnesium in entsprechender Verdünnung auch von besonderer Bedeutung für eine gute Herztätigkeit ist. Das Herz nimmt ja im rhythmischen (Blutumlauf-) System eine Zentralstellung ein. Bei einem Zuviel an Kopfarbeit (Aktivitäten also, die zu Verhärtungen und sklerotischen Veränderungen führen) kann sich das unter Umständen nachteilig auf das Blut auswirken (es wird zu stark mineralisiert und in seiner natürlichen Lebendigkeit beeinträchtigt). Zur Bewerkstelligung dieser Prozesse bedient sich der Körper u. a. des Cholesterins. Ist dieses zu reichlich im Blut vorhanden, so verliert das Blut seine Beweglichkeit (einschließlich aller sich daraus ergebenden Folgen).
Menschen, die durch ihre Lebensumstände, durch Streß und Aufregungen unter zu hohem Blutdruck leiden, sowie denjenigen, die zu Herz- und Kreislaufbeschwerden neigen, kann ich nur raten, täglich ein wenig Magnesium phosphoricum D 6 zu nehmen (zweimal eine Dosis).

Arnica D 6 oder D 30

Wie der Name sagt, ist dieses Präparat aus der selten gewordenen Arnikapflanze (Arnica montana) hergestellt. In seiner Wirkung ähnelt es dem oben besprochenen Magnesium phosphoricum, welches jedoch vorwiegend auf die Normalisierung der Konstitution abzielt, während Arnica eher symptombezogen zu verwenden ist.
Das Berufsleben des modernen Mannes ist hart. Nach wie vor opfern viele Zeitgenossen Leib und Seele ihrer gesellschaftlichen Stellung, dem beruflichen Aufstieg. Nun kann es passieren, daß ein Mensch seinen einmal errungenen Status nicht mehr zu halten vermag, daß er vielleicht – aus gleich welchen Gründen auch immer – entlassen wird. Solche Fälle sind ja heutzutage keine Seltenheit. Für den Betroffenen ist es ein sozialer Abstieg – meist in finanzieller Hin-

sicht, aber auch in puncto Ansehen und Autorität. Dadurch kann es zu zahlreichen Disharmonien im Körper eines solchen Mannes kommen. Ich will hier nicht alle möglichen Auswirkungen aufzählen; sie sind nämlich in diesem Zusammenhang von untergeordneter Bedeutung.

Ich möchte vielmehr allen Männern, die einen solchen Rückschlag erlitten haben, den Rat geben, zweimal täglich etwas Arnica D 6 oder einmal wöchentlich ein wenig Arnica D 30 einzunehmen; denn dieses Mittel ist eine geistige und moralische Stütze. Es schützt gegen nachteilige Folgen psychischer, physischer oder sozialer Art.

5. Der Mann und seine Ernährung

Um die Ernährung des berufstätigen Mannes ist es häufig schlecht bestellt. Ein wahrer Jammer! Dafür kommen viele Gründe in Betracht. Eins steht fest: Gerade eine falsche Ernährung ist mit daran schuld, daß viele Männer Schwierigkeiten haben, sich als Mann zu behaupten und zu bewähren. Doch unsere Gesundheit haben wir nicht allein einer gesunden Ernährung zu verdanken. Eine gesunde Geisteshaltung ist mindestens ebenso wichtig. Immerhin bewirkt aber zweckmäßige Ernährung eine körperliche und geistige Ausgewogenheit.

In den hinter uns liegenden siebziger Jahren haben wir erlebt, wie der Drang zurück zur Natur explosionsartig ausbrach (und immer noch anhält). Vor allem auf den Gebieten der Ernährung und der Heilbehandlung hat sich vieles geändert. Heute gibt es kaum noch ein Dorf ohne Reformhaus, und in den meisten anderen Lebensmittelgeschäften bekommt man in der Diätabteilung Rohrzucker, Naturreis oder Obst- und Gemüsesäfte ohne Konservierungsmittel. Dennoch frage ich mich oft, ob das überhaupt eine Lösung ist. Freilich, ein Anfang ist wenigstens gemacht. Viel wichtiger ist allerdings meines Erachtens die Einstellung zu unseren Eßgewohnheiten. Ernährt man sich natürlich aus gesundheitlichen Erwägungen, oder wird gegessen, was zum Konsumenten paßt? Das ist ein großer Unterschied.

Der Mann unserer Tage ist in dieser rastlosen und nervenzermürbenden Zeit mehr denn je einer Ernährungssituation ausgesetzt, die nicht im Einklang mit dem steht, was gut für ihn wäre. Da sind an erster Stelle die häufigen Arbeitsessen zu nennen, ferner die Kantinenverpflegung und vieles andere mehr. Zahlreiche Betriebe haben für ihr Personal Imbißstuben eingerichtet, wo Milch, Buttermilch, Kaffee, Tee,

Kleingebäck, Bier, belegte Brötchen, Fleischbällchen und dergleichen mehr verkauft werden. Es fängt mit Milch, Buttermilch und eventuell noch Tee ganz gut an; dann aber kommen gefragte Artikel hinzu, die unserem Wohlbefinden abträglich sind, vor allem, wenn sie regelmäßig genossen werden. Viele Berufstätige verzichten im Hinblick auf die Gemeinschaftsverpflegung oder den nahen Kiosk ganz auf die früher üblichen Butterbrote mit Wurst oder Käse. Die Verpflegungsmöglichkeit in oder nahe der Arbeitsstätte wird auch insofern als unkompliziert und praktisch angesehen, als die Frauen selbst vielfach berufstätig sind und sich morgens dann nicht mit dem »Stullenschmieren« abzuhetzen brauchen.
Sollte man nicht dankbar für die Errungenschaften des modernen Sozialdenkens sein – zumal so ein Imbiß »auf die Schnelle« oft recht herzhaft schmeckt?
Mit den Arbeitsessen verhält es sich ähnlich. Wenngleich jeder Restaurateur bemüht ist, es seinen Gästen recht zu machen, so kann er das doch nur im Rahmen seiner wirtschaftlichen und organisatorischen Möglichkeiten. Außerdem richtet sich ja die Zusammensetzung einer Speisekarte weitgehend nach den Wünschen der Gäste. Mittelpunkt der meisten Gerichte ist ein gutes Stück Fleisch; Gemüse oder Salate sind kaum mehr als schmückendes Beiwerk.
Überlegen Sie nun einmal, was Sie im Laufe der letzten Wochen so alles gegessen haben; ziehen Sie einmal die Bilanz Ihres Eßverhaltens. Ich bin fast davon überzeugt, daß Sie ziemlich wenig »wirklich gute Dinge« zu sich genommen haben. »Na, na, na«, höre ich Sie im Geiste protestieren, »es hat mir alles prima geschmeckt, immer Fleisch, Kartoffeln und Gemüse . . .«
Wollen wir doch nun einmal überlegen, *was unser Körper an Nahrungsmitteln tatsächlich benötigt.*
Die Wissenschaft hat in jedem Fachgebiet ihre Experten, so auch auf dem Ernährungssektor. Diese Leute ermitteln ganz genau, was der Mensch täglich zum Leben braucht. Das Ergebnis wird aufgelistet und zu imponierenden Tabellen zusammengestellt, in denen Begriffe wie Kohlehydrate, Fette, Ejweiß- und Mineralstoffe usw. auftauchen. Von jedem Nah-

rungsbestandteil ist genau der tägliche Bedarf errechnet ... soundsoviel Gramm Fett, soundsoviel Gramm Eiweiß (dazu welche Eiweißarten und wie sie vom Körper verarbeitet werden), soundsoviel von den und den Vitaminen usf.
Als ich so um die siebzehn war und mich für diese Dinge zu interessieren begann, kam ich – angeregt von irgendwelchen Comic strips – auf den genialen Gedanken, man könnte doch auf die Mahlzeiten mit allem Drum und Dran ganz verzichten, wenn es gelänge, eine Pille mit sämtlichen benötigten Nährstoffen herzustellen. Und was soll ich Ihnen sagen, so etwas ähnliches – Pillen oder Kekse – gibt es heute tatsächlich schon – nur ... kein Mensch mag die Dinger. Mit anderen Worten: Unser Körper braucht mehr als die von Wissenschaftlern rein rechnerisch ermittelte Menge derjenigen Stoffe, die uns am Leben erhalten.
Der Mensch ist ein Naturerzeugnis (wenngleich man ihm das heute manchmal nicht ansieht). Er ist ein Stück Natur mit der Fähigkeit, Kultur zu schaffen. Unser Körper ist stärker natur- als kulturverbunden. In ihm spielen sich ebenso natürliche Vorgänge ab, wie wir sie bei Tieren oder Pflanzen beobachten können. Mit Hilfe des Kopfes (Initiator dessen, was wir als Kultur bezeichnen) können wir denken, Überlegungen anstellen, Erfindungen machen. Das, was wir mit dem Kopf ersonnen haben, kann allerdings zu Gewohnheiten führen, die herzlich wenig mit den tatsächlichen Bedürfnissen unseres Körpers zu tun haben. Man könnte vereinfachend auch sagen: Kultur wirkt grundsätzlich naturzerstörend. Die Geschichte lehrt uns auch, daß Kulturen immer an dem Spannungsverhältnis zugrunde gehen, das zwischen den kulturellen Errungenschaften einerseits und den natürlichen Bedürfnissen andererseits entstanden ist. Wird die Spannung zu groß, bricht alles zusammen. Jede Kultur scheitert letztlich an der Dekadenz des vom Menschen Ersonnenen.
Übertragen wir diese Überlegungen auf unser Eßverhalten, so stellen wir fest, daß eine hochentwickelte Eß*kultur* meist an körperliche Unpäßlichkeiten gekoppelt ist. Betroffen werden vornehmlich diejenigen

Organe, die die Auswirkungen einer unnatürlichen Eßkultur besonders zu spüren bekommen. Dazu zählen Magen-Darm-Trakt und Leber. Gerade in einer überzivilisierten Zeit sollten sich meines Erachtens die Menschen möglichst natürlich ernähren.
Einer der ersten Schritte zu einer sinnvollen Ernährung ist weniger die Verwendung naturreiner Lebensmittel als vielmehr die Einführung des Brauchs, *nur dann zu essen, wenn der Körper auch tatsächlich der Nahrung bedarf.* Unvernünftig ist es hingegen, sich den Bauch vollzuschlagen, weil es gerade Mittag ist und die Kantinenverpflegung ausgegeben wird, oder ausgiebig zu tafeln, weil ein wichtiger Geschäftsabschluß auf dem Spiel steht. Wer wieder lernt, auf das zu hören, was uns unser (natürlicher) Körper zu sagen hat, befindet sich auf dem denkbar besten Wege zur Harmonie zwischen Kultur und Natur.
Essen aufgrund eines kulturellen Zwanges ist für unseren naturorientierten Körper direkt gefährlich. In Artikeln über Ernährungsfragen stößt man immer wieder auf Ratschläge, welche Stoffe der streßgeplagte Mensch unserer Tage dringend benötigt. Spitzenreiter sind dabei das Weizenkeimöl (weil es so gut für das überlastete Herz ist), Lezithin (als Wohltäter für Blutgefäße und Nerven), Ginseng (um seiner regenerierenden und potenzsteigernden Wirkung willen), Knoblauch (weil er den Blutdruck günstig beeinflußt), Margarine (wegen ihres angeblich so enorm hohen Gehalts an ungesättigten Fettsäuren, die so gut für Herz und Gefäße sein sollen) und vielleicht noch dies und das, was mit nicht eingefallen ist.
Ich halte das nicht für schlecht. Bewahre! Von Fall zu Fall würde ich solche Dinge sogar empfehlen. Aber wenn sie dazu verwendet werden sollen, die Folgen eines unvernünftigen Eßverhaltens vom Menschen abzuwenden, drängt sich mir ein Vergleich auf: Wer mit heilwirksamen Stoffen eine total unsinnige Ernährung zu kompensieren versucht, ist wie einer, der sich seine kariösen Zahnstummel emsig mit einer exquisiten Zahncreme putzt.
Es ist naheliegend, auf all die oben angeführten Dinge ausführlicher einzugehen und entsprechende Ratschläge zu erteilen. Sie werden sich denken können,

warum ich davon absehe. Ich hoffe allerdings, daß jeder Mann, der diese Zeilen liest, weiß, woran er ist.
Beginnen wir von vorn, beim Essen. *Was* zu essen ist, zeigt sich, wenn der Körper signalisiert, daß er etwas Bestimmtes benötig. Wer das immer beachtet, wird dann und wann auch mal mit Vergnügen der Eß*kultur* frönen. Ich sage immer, dann und wann muß man schon mal sündigen, sonst könnte einem ja nichts vergeben werden. Kein Mensch verlangt von uns, daß wir zu Puritanern werden. Der Mensch ist ja nicht ausschließlich Naturgeschöpf. Wer das behauptet, übersieht die Tatsache, daß der Mensch auch seinen rational wirksamen Verstand mitbekommen hat.
Welchen Sinn haben schon Verbote? Was nutzt es, einem zu sagen, *du darfst nicht* rauchen, trinken, Fleisch essen usw., wenn dies dem Betroffenen im Grunde gegen den Strich geht? Die Gesundheitsapostel mit ihrem erhobenen Zeigefinger wirken manchmal belastender als Null-acht-fuffzehn-Lebensmittel (mit all ihren nachteiligen Folgen). Nicht daß ich gegen natürliche Eß- und Lebensgewohnheiten wäre, sie haben bestimmt ihr Gutes. Es geht mir nur darum, daß das Kind nicht mit dem Bade ausgeschüttet werden soll, daß man einem Menschen nicht mit Vorschriften den Kopf heiß machen darf, die im Widerspruch zu seinen Neigungen stehen (sofern diese ihn nicht in Lebensgefahr bringen). Daß es beispielsweise ein Gesetz gibt, wonach Trunkenheit im Straßenverkehr strafbar ist, hat nichts mit der Ernährung zu tun. Es dient lediglich dem Schutz der Mitmenschen. Wenn sich einer zu Hause im stillen Kämmerlein vollaufen läßt, so ist das seine Sache, und man kann ihm nur wünschen, daß er eines Tages einsieht, wie sehr der Schnaps Körper und Geist zerstört. Ähnlich verhält es sich mit dem Essen. Gesunde Kost wirkt sich erst dann auf Körper und Geist positiv aus, wenn sich der Mensch ihrer Bedeutung bewußt geworden ist.
Zur Erläuterung möchte ich hier noch ein Beispiel anführen: Vor einem knappen Vierteljahrhundert war es in den Niederlanden noch üblich, daß die Viertkläßler im Erdkundeunterricht Provinz nach Provinz durchkauten. Meist mußten die Namen der wichtig-

sten Orte auswendig gelernt und in eine sogenannte »Blindkarte« (ohne Orts- und Flußnamen) eingetragen werden. Wahrscheinlich werden sich noch viele solcher Unterrichtsstunden mit Schrecken erinnern. Wir leierten beispielsweise bei der Provinz Utrecht, mit der Hauptstadt beginnend, herunter: Utrecht, de Bilt, Zeist, Driebergen, Doorn, Amerongen, Rhenen, Veenendaal, Amersfoort bis hin zu Wijk bei Buurstede. Eines Tages radelte ich mit meinem Vater von Amerongen nach Wijk bei Buurstede. Ich hatte beim Aufbruch (in Erinnerung an den Erdkundeunterricht) das Gefühl, wunder was für eine große Tour wir machen würden, und war dann recht verblüfft über den verhältnismäßig kurzen Weg. All die vielen Städtenamen verloren für mich ihren Schrecken, weil ich mir nun ein Bild von den Entfernungen und der Lage der Ortschaften machen konnte. Das, was in der Theorie eine nichtssagende Auflistung von Worten gewesen war, erwies sich in der Praxis als einprägsames Bild. Eine ähnliche Situation ergab sich auf der Oberschule im Deutschunterricht, wo man auswendig zu lernen hatte, nach welchen Präpositionen der dritte Fall und nach welchen der vierte folgt. Ich konnte zwar die Präpositionen nur so herunterrasseln, aber bei der Satzbildung hatte ich mit den Fällen immer Schwierigkeiten. Zwischen Gelerntem und Erfahrenem ist eben ein großer Unterschied.

Auf unser Eßverhalten angewendet, läßt sich sagen: Man kann alles nachsprechen, nachmachen, nachempfinden – buchstabengetreu, wie es auf dem Papier steht. Aber als Theorie ist alles lebensfern und wenig überzeugend. Wer sich die Lebensweise des einen oder anderen Gesundheitsapostels aneignet, ohne voll zu erfassen warum, gleicht einem Schüler, der in Geographie Städtenamen herunterschnurrt, um sich eine gute Zeugnisnote zu verdienen. Beides ist gleich witzlos.

Kehren wir zum Alltag zurück. Was für »Nahrung« braucht denn nun der Gegenwartsmann? Etwas recht Altmodisches: *Frauenfleisch*. Das entgeht doch dem Mann heutzutage. Denn die moderne Frau legt es bekanntlich darauf an, möglichst schlank zu sein – Ausdruck unserer Kultursphäre, nicht wahr?

Wenn Mann und Frau wahrhaft partnerschaftlich zusammenleben, wird sich bald herausstellen, wie sie sich, abhängig von den äußeren Umständen, zu ernähren haben. Ob zu dick oder zu mager, spielt dann kaum noch eine Rolle. Auch die Dicken können alt werden (und werden es auch). Sie bleiben dabei sogar oft gesund. Wirklich wichtig ist bei allem immer nur die Harmonie. Lebt ein Mann, gleich unter welchen sonstigen äußeren Umständen, in Frieden und Harmonie mit seiner Umwelt, vor allem mit seiner Familie? Harmonie zwischen Mann und Frau ist mehr wert als gleich welche stoffliche Nahrung, wie naturbelassen und erlesen diese auch sein mag. Sind die äußeren Umstände jedoch so bedrückend, daß der Mann darüber vielleicht sogar den Kontakt zu seiner Familie einbüßt, dann ... dann besteht höchste Alarmstufe.

Wenn ich oben sagte, »Frauenfleisch« sei für den Mann von heute die beste »Nahrung«, dann soll dadurch die Frau nicht abgewertet werden, bestimmt nicht. Aber vermutlich regen sich darüber auch nur eine Handvoll altbackener Feministinnen auf. Jeder Mensch, der seinen Beitrag zur Harmonisierung der Welt leisten will, ist froh, wenn ihm eine sinnvolle Funktion zukommt – so auch Mann und Frau. Suchen wir nicht lange nach feministisch orientierten Sozialvorstellungen. In der Natur gilt das Gesetz der Gegenteile oder Gegenstücke. Wenn man von den Frauen als dem »schwachen Geschlecht« spricht, so wäre es doch durchaus denkbar, daß der Mann seine »Stärke« eben diesem »schwachen Geschlecht« zu verdanken hat. Oder? Könnte ein Mann, der zugibt, daß »Frauenfleisch« seine vielleicht wichtigste »Nahrung« ist, damit nicht einfach zum Ausdruck bringen wollen, daß er eben ein Mann ist, der seine Frau mit allem Drum und Dran so dringend braucht wie ... ja, wie das tägliche Brot?

Es geht dabei durchaus nicht um Sexualität. Bedauerlicherweise wird Weiblichkeit (das Frauenfleisch) häufig von einem *ausschließlich* sexuellen Standpunkt aus gesehen. Meiner Ansicht nach ist allerdings »Frauenfleisch« zu mehr fähig als zur Befriedigung männlicher Begierden und Lüste. Das Weib ist ein

Gottesgeschöpf, das mehr als gleich was sonst imstande ist, den Mann ... aber lassen wir das.
Allen modernen Normen (die ich übrigens respektiere) zum Trotz muß ich hier meine Überzeugung zum Ausdruck bringen, daß man den Mann nicht von seinem Gegenstück, der Frau, abkoppeln kann. Wenn die Mann-Frau-Beziehung gestört ist, fehlt das wichtigste Glied in der Nahrungskette. Besser ein mit Liebe gekochter Eintopf als eine mit naturreinen Zutaten von einer gefühlskalten, vielleicht gar »alternativen« Frau bereitete Mahlzeit!
Mit solchen Feststellungen mache ich mich vielleicht unbeliebt. Denken Sie bloß nicht, alle »alternativen« Frauen wären gefühlskalt ... wem die Jacke paßt, der zieht sie sich eben an. Hoffentlich haben Sie nach dem Lesen dieses wenig differenzierten, mehr verallgemeinernden Büchleins nun das Gefühl, daß Mannsein eigentlich darin besteht, der Partnerin Frau die Möglichkeit der Selbstverwirklichung einzuräumen. Wer das als Mann über sich bringt, wird erleben, daß sie ihm Leid und Medizin, Nahrung und Mitmensch in einer Person ist.
Mann sein ... Mann bleiben – das heißt, eine Frau lieben und schätzen lernen. Dann nur werden beide – Mann und Frau – die Lebensbedingungen haben, sich zu harmonischen Menschen zu entwickeln. Ich hoffe, daß die Ausstrahlung Ihrer Partnerin Sie lehren wird, daß die ihr erwiesene Wertschätzung Ihre denkbar beste Nahrung ist.

Weitere Bücher aus dem Aurum Verlag

Reihe „Gesundheit und Ernährung“

In dieser neuen Reihe werden Bücher zum Thema der „Grenz-Medizin“ und der „Grenz-Ernährungslehre“ (auch „Alternativ-Medizin“ oder „unkonventionelle Medizin und Ernährungslehre“ genannt) veröffentlicht – Wege zu einem harmonischen Leben und zu einer glücklicheren Lebensführung.

Jaap Huibers

Gesund sein mit Metallen

2. Aufl., 176 S., mit 20 Abb., Bibl., geb.

GESUND SEIN MIT METALLEN zeigt die vorzüglichen, seit Urzeiten bekannten und angewandten Heilmittel der Metalle in neuem Licht. Von uralten Heilprinzipien ausgehend, legt Huibers ein neuartiges Therapiebuch vor, das die einfachen und doch so wirksamen Heilweisheiten in bezug auf die Kraft der Metalle zusammenfaßt.

David A. Phillips

Gesunder Boden – gesunde Seele

Der integrale Weg zum natürlichen Leben, zu Gesundheit und Glück im Neuen Zeitalter

300 S., mit 1 Abb., Tab., geb.

GESUNDER BODEN – GESUNDE SEELE ist kein Ernährungs- oder gar Kochbuch im üblichen Sinne; vielmehr zeigt es den integralen Weg zum natürlichen Leben, zu Gesundheit und Glück im Neuen Zeitalter. Gesundheit ist gleichermaßen Zeugnis für eine angemessene körperliche wie geistige „Diät“. Gesundheit ist derjenige Faktor, der unsere Sicht des Lebens prägt.

AURUM VERLAG · FREIBURG IM BREISGAU

Weitere Bücher der Reihe
„Gesundheit und Ernährung“

Jean Rofidal

DO-IN – Asiatische Selbstmassage

2. Aufl., 240 S., 92 Fotos, 24 Abb., Bibl., geb.

DO-IN – ASIATISCHE SELBSTMASSAGE

stimuliert das Leben der Organe, stärkt alle körperlichen Funktionen, bewahrt vor Krankheit. Harmonie bedeutet vitale Kraft. DO-IN verhilft dazu mit seiner 3-Schritt-Therapie: Verbesserung der Zirkulation von Energien, energetische Aufladung, Vereinigung der Energien im „Hara“.

Jaap Huibers

Krank sein – lästig, aber doch gesund

2. Aufl., 216 S., 16 Abb., Bibl., geb.

KRANK SEIN – LÄSTIG, ABER DOCH GESUND

zeigt, wie jede Krankheit reinigend wirkt. Durch sie können wir uns von Tendenzen befreien, die unserer Entwicklung abträglich sind. Krankheit trägt zur Bewußtwerdung des wahren Ichs bei, in ihr liegt die Chance, die Dinge gründlich zu ändern.

Dr. Cornelis Moerman/Rudolf Breuß

Krebs

Leukämie und andere scheinbar unheilbare Krankheiten, mit natürlichen Mitteln heilbar – Ratschläge zur Vorbeugung und Behandlung vieler Krankheiten

2. Aufl., 264 S., mit 9 Abb., geb.

Beide hier vorgestellten unkonventionellen Krebs-Therapien stärken den natürlichen Abwehrmechanismus des Körpers. Bei voller Leistungsfähigkeit des Organismus haben Krebs und andere Krankheiten keine Chance. Dieses Buch gibt Kranken neuen Mut und zeigt Gesunden, wie sie sich wirksam schützen können. Vor allem aber will es einen weiterführenden Impuls geben in der Auseinandersetzung um die Seuche unserer Zeit, den Krebs.

Weitere Bücher der Reihe
„Gesundheit und Ernährung“

Meta Strandberg

Der natürliche Garten ohne Gift

Gesundheit und Glück mit eigenem Obst und Gemüse

176 S., 4 farb. Bildtafeln, viele Zeichnungen, geb.

Der großen Gartenbaumethode der Natur abgeguckt, führt dieses Handbuch zu biologischem Obst- und Gemüseanbau mitten hinein in die Natur, die man längst verloren glaubte. Gifte haben sie verdorben, Gifte konnten sie nicht retten. Was ihr fehlte, war ihr eigenes Prinzip. Hindert man sie nicht mit allen Mitteln daran, es zu verwirklichen, wird der eigene Garten zum Erfolg, zum Erlebnis einer Balance und einer Harmonie, die man selbst in Szene setzte.
Die Erde als Organismus wird uns kaum Eingriffe danken, die ihr ans Leben gehen. Und um Leben geht es, um lebendige Erde, widerstandsfähige Pflanzen – und gesunde Menschen. Der Dienst an der Natur ist ein Dienst an ihnen. Voller Vergnügen dazu und eine Wiederbegegnung mit echtem Genuß.

Thomas R. Blakeslee

Das rechte Gehirn

Das Unbewußte und seine schöpferischen Kräfte

280 S., 22 S/w-Ill., Bibliographie, Index, geb.

Experimente erbrachten den Beweis: Die eigentliche Leistung der rechten Hirn-Hemisphäre steht traditionell im Schatten der linken. Der Perfektionsgrad in der Koordination beider, der dominanten und der nicht-dominanten Hemisphäre, entscheidet über den gesamten Bewußtseinshaushalt, über Dynamik, Kontaktfähigkeit, Kreativität. Wenn es gelänge, beide Hirnhälften in gleicher Weise zu mobilisieren und das ganze Gehirn gleichermaßen zu nutzen, stünde Evolution schlechthin vor einer Wende. Denn jede der beiden menschlichen Gehirnhälften kann für sich denken und lernen. Hier liegt die Chance – anthropologisch, psychologisch, pädagogisch – für alle und für jeden einzelnen.

Weitere Bücher der Reihe
„Gesundheit und Ernährung“

Anton Kimpfler

Die Sinne

Ihre aktive Pflege und Entwicklung

Ein praktischer Ratgeber und therapeutischer Helfer
ca. 232 Seiten, Bibliographie, Reg., geb.

Hier erfahren wir alles über den Sinn unserer Sinne. Im täglichen Leben schenken wir ihnen im allgemeinen keinerlei Aufmerksamkeit – ihr Funktionieren ist für uns selbstverständlich. Erst nach krankhaften Beeinträchtigungen oder im Zustand starker körperlicher Erschöpfung merken wir, wie kostbar unsere Wahrnehmungsorgane sind, daß wir ohne sie nicht miteinander verkehren können. Wir müssen aber durchaus nicht abwarten, bis uns eine Krankheit einholt. Es läßt sich eine wache Kontrolle ausüben über all das, was auf uns einströmt – indem wir eine Sensibilität entwikkeln für die vielfältigen Prozesse, die sich zwischen den Sinnen und ihrer Umgebung abspielen.

Augen – zu sehen, Ohren – zu hören.
Unsere Sinne – das Tor zur Welt.
Kinder reagieren auf die Reize und Anregungen ihrer Umgebung besonders empfindlich – die Sinne sind eine unentbehrliche Stütze für die körperliche und geistige Entwicklung des Menschen. Von ganz elementarer Dringlichkeit muß es also sein, sich intensiv mit ihnen zu befassen. Hinweise zur Pflege der Sinne sind dabei ebenso wichtig wie das Erkennen von Störfaktoren und Therapiemöglichkeiten. All dies leistet dieses Buch. Es basiert wesentlich auf der von Rudolf Steiner untersuchten, aber noch wenig bekannten Zwölfheit der Sinneszonen, die eine universelle Erkenntnis des Menschen ermöglicht.
Lernen wir rechtzeitig, mit unseren Sinnen richtig umzugehen, so entfaltet sich unser Wesen in eine reichere Zukunft.

AURUM VERLAG · FREIBURG IM BREISGAU